INDICATEUR DES APPLICATIONS

SPÉCIALES ET SECONDAIRES

DES

EAUX MINÉRALES

ET DES

BAINS DE MER

LES PLUS EFFICACES DE FRANCE POUR LE MAINTIEN
ET LE RÉTABLISSEMENT DE LA SANTÉ

PAR

M. FERDINAND ROUGET

Ancien aide-adjoint à divers médecins.

AVEC LE CONCOURS DE PLUSIEURS INSPECTEURS
DES EAUX MINÉRALES

Avant de juger un livre il faut le connaître.

TOULOUSE

IMPRIMERIE & LIBRAIRIE DES ORPHELINS, JULIEN

30, Rue Rempart Saint-Etienne, 30.

SE VEND CHEZ L'AUTEUR

1875

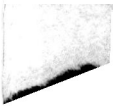

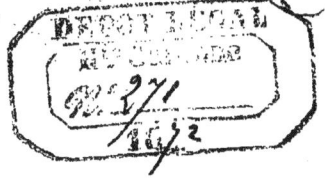

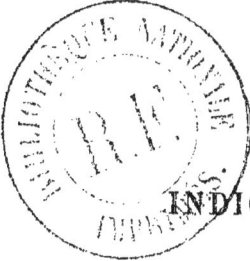

INDICATEUR

DES

EAUX MINÉRALES

ET

DES BAINS DE MER

INDICATEUR

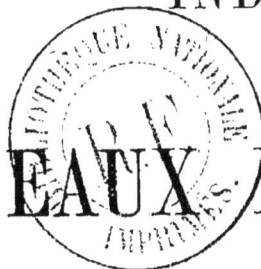

DES

EAUX MINÉRALES

ET DES

BAINS DE MER

LES PLUS EFFICACES DE FRANCE POUR LE MAINTIEN
ET LE RÉTABLISSEMENT DE LA SANTÉ

PAR

M. FERDINAND ROUGET

Ancien aide-adjoint à divers médecins.

AVEC LE CONCOURS DE PLUSIEURS INSPECTEURS
DES EAUX MINÉRALES

Avant de juger un livre il faut le connaître.

TOULOUSE

IMPRIMERIE & LIBRAIRIE DES ORPHELINS, JULIEN

30, Rue Rempart Saint-Etienne, 30.

SE VEND CHEZ L'AUTEUR

1875

PRÉFACE

—

Les eaux minérales sont sans contredit, la médication la plus considérable et la plus active pour le maintien et le rétablissement de la santé, la plus usitée aujourd'hui; elle n'est pas moins volontiers acceptée des malades que prescrite par les médecins. Et cependant l'usage qu'on en fait est le plus habituellement abandonné aux hazards d'une notoriété, de la valeur ou des raisons de laquelle on ne peut se rendre compte.

Il ne saurait, du reste, en être autrement. Les eaux minérales ont été jusqu'ici passées entièrement sous silence dans l'enseignement de l'art de guérir; et ceux qui cherchent à compléter d'eux-mêmes, sur ce sujet, leur instruction imparfaite, sont bientôt forcés de renoncer à une tâche à peu près impossible.

Ce n'est pas que la littérature hydrologique ne puisse rivaliser en fécondité avec aucune autre. Mais les ouvrages dont elle se compose, traités généraux ou monographies, sont, y compris les plus estimables d'entre eux, conçus dans un esprit ou soumis à une méthode qui ne permettent pas d'en tirer aucun fruit. Les premiers, en effet, ne sont guère que des espèces de catalogues où l'on ne trouve aucun essai de com-

paraison ou de rapprochement, base nécessaire de
toute appréciation thérapeutique. Les seconds nous
offrent, en général, un exposé aussi étendu que possible, des applications dont une eau minérale est susceptible; mais on y cherche en vain à discerner une
question bien plus restreinte et bien plus importante
encore : celle de sa spécialité d'action.

La confusion qui a existé jusqu'ici au sujet des
applications thérapeutiques des eaux minérales, et
qu'il est difficile de faire cesser, non plus pour un
petit nombre d'esprits éclairés, mais aux yeux de la
multitude, tant la routine et l'habitude exercent d'em-
pire, provient surtout de ceci : que la plupart des
observateurs spéciaux qui ont écrit sur les propriétés de telle eau minérale, ont rangé sur le même
plan les résultats de ses propriétés spéciales ou domi-
nantes, et les résultats secondaires que les circonstances accessoires de toute médication thermale leur
avait permis de saisir auprès d'elle. Mais lorsqu'on
vient à rencontrer quelqu'une de ces études produites
par un esprit plus éclairé et plus sévère, on voit
combien il est facile d'attribuer à chaque source minérale sa véritable spécialité d'action, et de dégager de
celle-ci des applications multipliées auxquelles elle se
prête en sous-ordre, et dont l'intérêt est tout autre.

La spécialisation des eaux minérales a un double
sens; elle est un *fait*, puisqu'elle est reconnue par
une série d'observations, et que si elle peut se déduire
quelquefois à *priori*, ce n'est qu'en vertu d'analogies
basées sur une expérimentation antérieure, empirique

elle-même ou raisonnée. Mais elle est aussi une *méthode*, et c'est à ce titre surtout que nous appelons aujourd'hui l'attention du public à son sujet.

Comparer les effets physiologiques et thérapeutiques de chacun des groupes naturels des eaux minérales, et de chacune d'entre elles, et déduire de ce rapprochement les analogies et les dissemblances : Tel a été l'objet de nos recherches et de nos méditations.

La question à résoudre à été depuis longtemps la suivante : *Etant donnée une eau minérale, connaître toutes les applications auxquelles elle peut se prêter.*

Nous remplaçons cette formule par la suivante : *Etant donnée une maladie, connaître l'eau minérale qui lui convient le mieux :* nous n'avons fait que substituer à une méthode commandée par l'incertitude des faits, une méthode appropriée aux connaissances acquises.

FERDINAND ROUGET

1er Juillet 1872.

CHAPITRE PREMIER

ORIGINE ET CONSTITUTION DES EAUX MINÉRALES

Le globe terrestre renferme dans son intérieur un immense foyer, dont l'incessante activité nous est révélée par les éruptions volcaniques et tous les phénomènes qui s'y rattachent.

Les éruptions volcaniques amènent à la surface du sol : des roches en fusion ou des laves, des matières volatiles, de la vapeur d'eau, des gaz chlorhydriques, sulfhydrique, carbonique, des sels de soude, de fer, de cuivre. Tout cela se dégage, ou des volcans en activité, ou des laves qui s'en écoulent, ou des fissures qui les avoisinent, ou des sources thermales.

On voit dans les cratères et les laves, des jets de vapeur, qui, en se condensant font des sources thermales. Celles-ci proviennent, comme les émanations volcaniques elles-mêmes, d'une distillation ou d'une sublimation naturelle, dans laquelle la vapeur d'eau sert de véhicule aux molécules entraînées. Ainsi ce qui se passe dans les eaux minérales se passe dans les volcans, et cette analogie les rattachant à la même cause, permet de regarder ces eaux comme des volcans réduits à la partie aqueuse.

En général les sources minérales se montrent par groupe. Il y en a une ou plusieurs principales; les plus chaudes, sont en général les plus abondantes, en même temps qu'on peut les considérer comme des volcans privés de la faculté d'émettre aucun autre produit que des émanations gazeuses, lesquelles, dans le plus grand nombre de cas, arrivent à la surface, condensées en eaux minérales et thermales. A l'entour, se trouvent des sources moins chaudes, provenant d'eaux superficielles, ayant pénétré par des dislocations du sol, puis remontant après avoir emprunté leur chaleur, ou au foyer de la source thermale principale, ou à la chaleur naturelle de la terre, et après s'être chargées, dans leur trajet, d'un certain nombre de principes minéralisateurs. C'est ainsi que les eaux chlorurées proviennent en grande partie au moins d'eaux pluviales ayant été baignées de sel gemme, ou des masses houillères chargées de sel marin.

C'est ainsi que, chargées de matériaux puisés à leur origine, ou rencontrés dans leurs cours, et provenant elles-mêmes, ou de vapeurs profondes condensées, ou de cours d'eaux souterrains, ou bien d'eaux superficielles infiltrées, les eaux minérales apparaissent à nos yeux.

L'origine profonde et la migration des eaux minérales rendent compte de quelques points de leur composition, des combinaisons variées qu'elles présentent, de quelques matériaux particuliers qu'elles empruntent à leur passage ; c'est à la compression énorme qu'elles subissent, qu'elles doivent de tenir en dissolution des gaz qu'elles peuvent conserver encore au delà de leur émission. Il faut donc distinguer, dans la théorie de la formation des eaux minérales, les principes minéraux dont elles sont chargées, et l'eau qui leur sert de véhicule.

C'est dans les profondeurs du sol que sont puisés les principes minéraux, soit dans les couches primitives d'où ils sortent, pour ainsi dire tout faits, soit dans les terrains plus récents, où ils sont comme ramassés au passage; c'est de la superficie du sol que proviennent les eaux, eaux météorologiques, eaux de pluie, de source, etc.

Parmi les corps que renferment les eaux minérales, il en est de gazeux et d'autres solides. Si nous envisageons ces corps d'une manière générale, nous voyons qu'une partie d'entre eux se rencontrent dans le plus grand nombre des eaux, et ne sauraient servir à les caractériser, à moins cependant qu'ils ne viennent a y acquérir une prépondérance manifeste; d'autres au contraire n'existent que dans un certain nombre d'eaux minérales, et, par suite, leur apportent une caractéristique plus formelle. Il en est enfin qui existent en proportion infinitésimale ou très faible, comme l'iode, l'arsenic, quelques métaux plus rares encore, que même l'analyse chimique ne peut reconnaître que dans les dépôts.

Les procédés d'analyse ne retirent pas les corps des eaux minérales à l'état de composition, mais bien d'isolement. On reconstitue par le calcul d'abord les acides et les bases, puis les composés qu'on les suppose former ensemble. Mais c'est purement hypothétique. Nous ne mentionnerons ici que ces derniers résultats, les seuls auxquels puisse se rattacher l'étude médicale des eaux minérales.

Les corps simples qui entrent dans la composition des eaux minérales sont les suivants :

Acides. Carbonique, sulfurique et sulfureux, sulfhydrique, borique, nitrique, flicorhydique, chloridrique, iodhydrique, bromhydrique, phosphorique, arsenique et arsenieux, silicique.

Gaz. Oxigène, azote, matière organique azotée, acide crénique et apocrénique.

Bases. Soude, potasse, chaux, magnésie, strontium

baryum, lithium, manganèse, fer, étain, aluminium, cobalt, titane, cuivre, nickel.

Plusieurs de ces corps ne se trouvent dans les eaux minérales qu'occasionnellement.

Les acides les plus communs sont : les acides sulfurique et sulfhydrique, chlorhydrique, carbonique surtout, et ce dernier souvent à l'état libre.

Les bases les plus communes sont : la soude, la chaux, la magnésie, et le fer.

Les acides et les bases les plus communes, que nous venons de mentionner en dernier lieu se rencontrent en proportion quelconque dans toutes les eaux minérales. La plupart des eaux dites *douces* renferment de ces acides et de ces bases. Les eaux minérales les puisent au besoin dans les parties du sol qu'elles traversent, et auxquelles les eaux douces les empruntent elles-mêmes, et souvent les contiennent en bien moindre proportion que ces dernières.

A part les acides sulfurique et chlorhydrique, signalés dans plusieurs sources thermales, et les acides carbonique, silicique et sulfhydrique, qui se rencontrent aussi à l'état de liberté dans un grand nombre de sources, tous les autres existent en combinaison avec les bases alcalines terreuses, et avec les oxydes métalliques. La proportion de ces acides est excessivement variable. Les acides carbonique, sulfurique, chlorhydrique, silicique et sulfhydrique sont ceux qui minéralisent plus particulièrement les eaux; quant aux autres, l'analyse se contente le plus souvent de les signaler.

Comme l'analyse chimique est toujours impuissante à découvrir le mode de combinaison des bases avec les acides dissous à l'état de sels dans les eaux, chaque auteur représente à sa manière les oxydes alcalins, terreux et métalliques obtenus par l'analyse quantitative, au moins en ce qui concerne les fractions minimes de ces substances, mais il en est autrement lorsqu'ils existent en plus grande quantité ; aussi dans les eaux bicarbonatées, voit-on presque toute la soude inscrite à l'état de bicarbonate ; dans les eaux chlorurées, le sodium à l'état de chlorure, dans les eaux sulfurées, à l'état de sulfure.

Les sels de soude, de potasse et d'amoniaque étant presque tous solubles, toutes les méthodes d'interprétation qu'on veut leur appliquer ne choquent donc ni la loi qui régit les affinités chimiques, ni le raisonnement.

Nous ne saurions en dire autant de certaines bases, qui, avec les acides ordinaires des eaux, donnent souvent des sels insolubles, telles que la chaux, la magnésie, la strontiane, la baryte, et les oxides de fer et de manganèse. Dans ce cas, l'expérience journalière indique que ces éléments, pour expliquer leur présence dans les eaux, doivent être formulés à l'état de sels solubles. C'est ce qui fait admettre dans les analyses, à côté de l'acide carbonique libre, des bicarbonates de chaux, de magnésie, de strontiane, de baryte, de fer et de manganèse.

La plupart des sources minérales émettent à leurs griffons des gaz que les eaux charrient avec elles, et qui se disséminent dans l'espace, dès qu'ils ne sont plus soumis à aucune pression. Ce sont là les gaz *spontanés*. Mais en raison même des circonstances qui ont présidé à leur minéralisation, les eaux contiennent en dissolution une partie de ces gaz dont le volume est d'autant plus considérable, que les eaux minérales sont plus froides. Ce sont les gaz *dissous*. Les uns comme les autres sont le plus ordinairement les acides carbonique et sulfhydrique, l'azote et l'oxygène. C'est seulement dans des cas exceptionnels que l'on a rencontré en outre du proto ou du bicarbure d'hydrogène. Quant à l'oxide de carbone, quelques chimistes ont cru aussi le reconnaître dans quelques sources. ·

Lorsque les gaz spontanés sont très abondants, ils

communiquent aux sources des bouillonnements tumultueux et incessants. L'eau minérale semble comme en ébullition et s'élève parfois à une certaine hauteur au-dessus de la surface de la source. Dans le cas contraire, le dégagement n'a lieu que par intermittences, et les gaz apparaissent sous la forme de perles brillantes, du volume le plus variable.

Quelle que soit la classe à laquelle les eaux appartiennent, les gaz spontanés n'ont pas toujours la même composition. Ainsi dans les unes, les bicarbonatées, les sulfatées, et les chlorurées, le mélange gazeux est constitué par de l'acide carbonique, de l'oxygène et de l'azote, et quelquefois par de l'acide sulfhydrique, mais en petite proportion, par rapport aux précédents. Dans les eaux sulfurées calciques, les gaz sont un mélange d'acide sulfhydrique, d'acide carbonique et d'azote; enfin dans les eaux sulfurées sodiques, le gaz spontané est de l'azote à peu près pur. La nature des gaz dissous dans les eaux minérales participe de celle des gaz spontanés. Toute source qui laisse dégager de l'acide carbonique, de l'acide sulfhydrique, de l'azote ou de l'oxygène, déverse de l'eau chargée plus ou moins de ces derniers. La composition des gaz dissous n'est pas en rapport avec celle des gaz spontanés dégagés de la même source, car ils ne sont pas tous solubles dans l'eau au même degré. En premier lieu viennent les acides sulfhydrique et carbonique, puis l'oxygène et enfin l'azote. Ainsi lorsque de l'air pénètre dans les sources, le gaz dissous est toujours plus riche en oxygène qu'en azote, comparativement à l'air ambiant.

Aussi loin qu'on remonte dans l'histoire de l'hydrologie, on voit les auteurs se préoccuper de la nature des substances minérales et autres, contenues dans les eaux qui jaillissent du sol; pour cela on eut recours à l'analyse chimique. Cette partie de la science, longtemps

bornée à des suppositions les plus étranges et basée sur
des réactions dont les résultats étaient entachés d'erreurs
graves, a subi depuis bientôt trente ans une transformation des plus complètes. Avant cette époque les chimistes, persévérant dans la routine qui leur avait été
léguée par les analystes du siècle dernier, concluaient à
l'existence des sels dissous dans les eaux.

Les nombreuses observations de Murray, Berzélius,
Gay-Lussac et H. Rose ont mis hors de doute que l'action de la chaleur, sur une dissolution de plusieurs sels,
et partant sur les eaux minérales, avait pour effet d'in-
tervertir l'ordre de combinaison des divers acides et des
oxydes. Telle eau minérale, par exemple, qui renferme
dans l'origine du sulfate de magnésie et du chlorure de
sodium, peut donner, par suite de la volatilisation partielle
ou complète du véhicule qui les contient, du sulfate de
soude et du chlorure de magnésium.

L'analyse des dépôts spontanés n'a pas moins servi
que l'analyse des eaux à mettre les chimistes sur la voie
des changements survenus par suite du temps, sinon
dans la nature, du moins dans la proportion de quelques-
uns des principes entraînés dans les sources. Les causes
de ces perturbations journalières dans la minéralisation
s'expliquent surtout: 1o par les changements de direction
que les sources éprouvent lorsque leurs canaux viennent
à s'obstruer: les eaux se chargent ou se débarrassent ainsi
d'une certaine proportion de sels minéraux que l'analyse
y décèle; 2o par l'intervention des sources d'eaux douces
avoisinantes et des eaux pluviales, qui, tout en atténuant
d'autant le degré de minéralisation, changent plus ou
moins la nature des eaux minérales qu'elles rencontrent
dans les couches superficielles ou profondes de la terre.

Le débit, la nature des eaux, et enfin les saisons,
ont encore une influence marquée sur les variations
de composition chimique des eaux minérales. Plus

une eau minérale est de nature altérable, plus elle
est susceptible de se modifier dans sa composition primitive : telles sont les sources sulfurées qui pendant
leur mouvement ascensionnel, absorbent l'oxygène de
l'air confiné dans les couches superficielles de la terre.
L'élévation et l'abaissement de la température ambiante,
se faisant sentir, comme on sait, à des profondeurs
variables du sol, suivant la nature du terrain, ont
encore pour effet, cela n'est pas douteux, de retarder
ou de hâter la décomposition de quelques-uns des sels
dissous.

Comme la chimie ne possède pas des données assez
certaines pour reconnaître d'une manière exacte l'état
sous lequel sont engagés tous les acides, les oxydes
et les corps simples contenus primitivement dans une
eau minérale, on a imaginé de les convertir par le
calcul en combinaisons salines solubles, d'après leurs
nombres proportionnels et les propriétés physiques de
l'eau. Cette méthode a été introduite depuis un petit
nombre d'années seulement, et la chimie, comme la
médecine, ont le plus grand intérêt à la voir disparaître.

CHAPITRE II

CLASSIFICATION DES EAUX MINÉRALES

Pour qu'une classification soit bonne, il faut autant que possible que les divisions qu'elle admet et les termes qu'elle emploie, rapprochent des analogies naturelles, comportant une signification utile; expriment sous une forme brève des idées claires, faciles à retenir, enfin empruntent leur nomenclature à la langue scientifique, c'est-à-dire universelle.

La constitution chimique des eaux minérales étant très complexe, puisque quelques-unes d'entre elles renferment de quinze à vingt principes différents, il est évident que la classification ne peut tenir compte que des principaux, c'est-à-dire des principes *prédominants*. Les corps chimiques qui existent dans les eaux s'y trouvent, par suite de leur combinaison réciproque, à l'état des sels, sauf quelques rares exceptions, l'acide carbonique, la silice, etc. Le caractère hypothétique qui plane sur les formules par lesquelles on représente ces combinaisons, ne saurait porter sur celle dont la prédominance peut servir à caractériser les eaux. Il est donc généralement facile de déterminer avec précision la combinaison saline qui prédomine dans une eau minérale. C'est cette détermination qui servira de base à la classification.

1*

Nous admettons cinq classes d'eaux minérales partagées. elles-mêmes en quinze divisions :

Première Classe. — EAUX SULFURÉES

1re Division. — *Eaux sulfurées sodiques.*
2e Division. — *Eaux sulfurées calciques.*

Deuxième Classe. — EAUX CHLORURÉES

1re Division. — *Eaux chlorurées sodiques.*
2e Division. — *Eaux chlorurées sodiques bicarbonatées.*
3e Division. — *Eaux chlorurées sodiques sulfureuses.*

Troisième Classe. — ÉAUX BICARBONATÉES

1re Division. — *Eaux bicarbonatées sodiques.*
2e Division. — *Eaux bicarbonatées calciques.*
3e Division. — *Eaux bicarbonatées mixtes.*

Quatrième Classe — EAUX SULFATÉES

1re Division. — *Eaux sulfatées sodiques,*
2e Division. — *Eaux sulfatées calciques.*
3e Division. — *Eaux sulfatées magnésiques.*
4e Division. — *Eaux sulfatées mixtes.*

Cinquième Classe. — EAUX FERRUGINEUSES

1re Division. — *Eaux ferrugineuses bicarbonatées.*
2e Division. — *Eaux ferrugineuses sulfatees.*
3e Division. — *Eaux ferrugineuses manganésiennes.*

L'acide sulfhydrique prédomine dans les eaux sulfurées ; l'acide chlorhydrique, dans les eaux chlorurées ; l'acide carbonique, dans les eaux bicarbonatées ; l'acide sulfurique, dans les eaux sulfatées; l'oxide de fer dans les eaux ferrugineuses.

Les bases prédominantes et se combinant avec les acides précités, qui déterminent les divisions des classes sont: la soude, la chaux, la magnésie, le manganèse et le fer.

La cinquième classe, *Eaux ferrugineuses*, pour laquelle, à l'inverse des autres, nous caractérisons la classe par la considération de la base, et les divisions par la considération des acides, forme une exception.

Les eaux minérales d'une classe donnée, et, dans cette classe, d'une des divisions admises, offrent en général un ensemble de conditions chimiques assez analogues pour pouvoir être prévues, dans de certaines limites au moins. Ensuite la caractéristique due à la prédominance du principe qui fixe la classe ou la division a généralement une signification médicale déterminée par elle-même. Cette observation ne veut pas dire qu'elle concentre en elle-même cette signification, bien que ceci puisse être vrai de beaucoup d'applications des eaux sulfurées, par exemple. Mais nous voulons simplement exprimer que cette caractéristique entraîne avec elle un ensemble de conditions auxquelles se rattache une série d'applications médicales. Cette classification est donc naturelle, parce qu'elle présente un caractère médical très déterminé.

Les bases sodiques sont celles qui tiennent le plus de place dans la constitution des eaux minérales. Elles forment, dans chacune de leurs classes, la division la plus importante, constituant le seul groupe admis dans la classe des chlorurées. Leur proportion se trouve quelquefois à peu près égale à celle des sels terreux. C'est à ce sujet qu'on a admis des divisions à bases mixtes (eaux mixtes) lesquelles ne se rencontrent que dans la classe des bicarbonatées et dans celle des sulfatées,

Les sels de soude, en quantité relativement très faible
dans les eaux sulfurées émanant des terrains primitifs,
deviennent, au contraire, plus abondants dans les eaux
bicarbonatées, sulfatées et surtout dans les eaux chlorurées. Les trois premières empruntent leurs sels sodiques aux terrains primitifs et cristallisés; quant aux
dernières, elles se minéralisent plus spécialement au
moyen des dépôts de sel gemme.

Nous ferons remarquer que dans toutes les classes des
eaux minérales, les eaux médicales à prédominance
sodique sont celles qui représentent les caractères les
plus tranchés et les plus actifs de ces classes.

Les eaux minérales calciques de la 1re, 3e et 4e classe,
représentent en général à un degré moins déterminé que
les sodiques, les caractères thérapeutiques de la classe
respective à laquelle elles appartiennent. Elles offrent
d'un autre côté des qualités moins excitantes, et c'est
surtout parmi elles que se rencontrent les eaux sédatives.

Les bases sodiques et les bases terreuses (chaux et
magnésie) se présentent quelquefois dans les eaux minérales, suivant des proportions sensiblement identiques.
Une telle circonstance rend fort difficile d'attribuer une
eau minérale à quelqu'une des divisions appartenant
aux différentes classes désignées par les acides prédominants, ces divisions se trouvant déterminées, dans la
classification, par la nature des bases. On a cependant
créé des divisions d'eaux *mixtes* pour ces eaux minérales
dont les bases se trouvent également sodiques et terreuses. Il en est résulté l'introduction, dans la classe
des bicarbonatées et dans celle des sulfatées, d'une division de *bicarbonatées mixtes* et de *sulfatées mixtes*. Ce
sont généralement des eaux minérales dont les caractères
thérapeutiques sont peu marqués, bien qu'elles soient
encore susceptibles d'applications intéressantes.

La magnésie fait, avec la chaux, partie des bases

terreuses des eaux minérales ; elle y est à peu près aussi constante, mais tient une bien moindre place dans leur minéralisation. La magnésie existe dans toutes les eaux sulfurées, mais en très faible proportion ; et lorsque son chiffre est distinct de celui de la chaux, dans les analyses il lui est toujours notablement inférieur. Il n'en est pas absolument de même dans les eaux chlorurées, toutes sodiques, comme on le sait : ici la magnésie, bien que fort en sous-ordre, l'emporte quelquefois sur la chaux. Dans les bicarbonatées sodiques, le chiffre des bases terreuses est toujours très faible. La proportion relative de la chaux et de la magnésie est tout-à-fait la même que dans les sulfurées. Dans les bicarbonatées calciques et les mixtes, elle peut s'élever, pour les sels magnésiques, jusqu'à quelques décigrammes.

La classe des eaux sulfatées est la seule qui offre une sous-division magnésique, mais peu importante au point de vue de la médication thermale. La présence des sels magnésiques dans les eaux minérales tend à prêter à celles-ci des propriétés purgatives. Cependant, en dehors des sulfatées magnésiques fortes de Montmirail (Vaucluse), il est difficile d'assigner à la magnésie une part très distincte dans l'action thérapeutique de la plupart des eaux minérales.

La proportion notable de manganèse qui se remarque dans quelques eaux minérales ferrugineuses, a donné lieu de faire une division dans la classe des ferrugineuses, sous la dénomination de *Ferrugineuses manganésiennes*. Les eaux de Luxueil, et celles de Cransac surtout, sont dans ce cas. La présence du manganèse n'ajoute rien de particulier aux indications médicales générales des eaux ferrugineuses. Mais il paraît résulter d'observations intéressantes faites sur ce sujet, que le manganèse est un adjuvant du fer qui s'adresse dans les mêmes termes à l'appauvrissement du sang, qui réussit quelquefois alors que le fer avait échoué, et qui facilite chez quelques personnes la tolérance pour ce médicament, en même temps qu'il le rend plus actif et plus efficace.

Les eaux minérales, avant même que leurs propriétés physiques fussent entrevues, ont été divisées en eaux *froides*, *tempérées*, et *thermales*, suivant l'intensité du froid ou du calorique qu'elles impriment à nos tissus. Les eaux minérales *froides* sont celles comprises depuis le 6e ou le 7e degré de l'échelle thermométrique centigrade, jusqu'au 15e ou 20e degré. Ce n'est que par exception que l'on a pu observer des sources minérales accusant moins de 6°. Au-dessus de 20° et jusqu'au 50e, les eaux sont dites *tempérées*. Lorsque au contraire elles marquent plus de 50°, on les considère comme *thermales*.

En France, les sources minérales les plus chaudes que l'on connaisse sont celles de Chaudesaigues, qui n'accusent pas moins de 81°.

Le degré de température des eaux est le plus souvent en raison de la nature et de la profondeur du terrain d'où elles émergent. Ainsi, dans les terrains de sédiments supérieurs, on ne rencontre jamais des sources thermales et rarement des sources tempérées. Mais dans les terrains de sédiments moyens, inférieurs, de transition et même volcaniques anciens, les sources froides jaillissent aussi bien que les sources tempérées et thermales, d'où l'on a conclu, avec raison, que les eaux minérales froides, émanant des terrains de sédiments supérieurs, se minéralisaient à la manière des eaux de mines par la lixiviation seule, tandis que celles des terrains plus profonds empruntaient leurs principes, partie à la lixiviation, partie aux réactions qui s'opèrent entre les matériaux solides du globe, sous l'influence du gaz, et d'une température toujours supérieure à celle de l'air ambiant.

Depuis les temps les plus reculés, on a posé en principe, que les eaux, soit pluviales, soit souterraines, empruntaient aux terrains qu'elles traversent leurs principes minéralisateurs. On remarque, en effet, qu'à part quelques exceptions, les sources qui sortent des terrains de même nature déversent des principes minéraux analogues.

Tout le travail de la minéralisation des eaux paraît s'opérer par la mutation incessante des acides avec les bases, suivant l'ordre de leurs affinités et des circonstances qui président à ces réactions; mais quant à chercher à approfondir la manière dont ces éléments réagissent les uns sur les autres, voilà ce que la nature cache à nos investigations.

On désigne sous le nom *d'eaux minérales fortes*, en opposition avec les eaux *faibles*, des eaux minérales dans lesquelles la minéralisation en général, et le principe prédominant en particulier, existent en proportions assez notables pour leur assurer des propriétés très-spéciales et très-actives. Ce n'est qu'à propos des eaux CHLORURÉES SODIQUES, BICARBONATÉES SODIQUES, ET SULFATÉES SODIQUES que l'on trouve à opposer des eaux fortes aux eaux faibles. Le caractère des eaux minérales fortes étant de posséder des spécialisations de constitution et d'applications fort tranchées, on comprend qu'il n'y ait pas de généralités à présenter à leur sujet. Nous ferons seulement remarquer que, constituant des eaux très médicamenteuses, l'usage externe est, auprès d'elles, assez généralement subordonné à l'usage interne ; ce qui est l'inverse pour les eaux faibles.

Les eaux minérales faibles sont celles qui sont très faiblement minéralisées, et dans lesquelles aucun principe minéralisateur ne l'emporte d'une manière manifeste. Les eaux sulfurées sont, il est vrai, en général très peu minéralisées ; des eaux ferrugineuses peuvent

ne pas l'être davantage. Mais il suffit d'un principe
sulfureux ou ferrugineux notable pour leur assigner des
propriétés thérapeutiques formelles.

Le premier caractère des eaux faibles est une faible
minéralisation et le défaut de prédominance formelle et
significative.

Un second, moins absolu, mais presque constant,
est une température élevée. En effet, on peut admettre que la plupart de ces eaux doivent à leur thermalité au moins une grande partie des propriétés que
l'on attendrait vainement de leur constitution.

Un troisième caractère est un défaut de propriétés
médicamenteuses déterminées, et, par suite, de spécialisation thérapeutique nettement accusée, si ce n'est
cependant en ce qui peut dépendre de leur température élevée.

Un quatrième caractère, enfin, est de se prêter presque uniquement à l'usage externe, et de réclamer un
développement tout particulier des moyens balnéothérapiques.

Nous ne pouvons prétendre que l'analyse de ces
diverses eaux minérales, seul élément offert à notre
appréciation, nous reproduise toujours avec exactitude
leur propre constitution. Beaucoup de ces analyses sont
très imparfaites, et nous savons que les analyses, même
les plus habilement exécutées, ne donnent pas encore
aujourd'hui le dernier mot de la constitution réelle des
eaux minérales. L'ensemble des caractères que nous
venons d'assigner aux eaux faiblement minéralisées, ne
doit être envisagé qu'à un point de vue très général
et sous toutes réserves.

Le défaut de spécialisation exclusive fait précisément
que ces eaux sont applicables à un grand nombre de
cas très divers. Elles constituent une sorte d'hydrothérapie, chaude ou tempérée, peu effective peut-être,

mais salutaire à un grand nombre d'altérations de la santé. Elles empruntent même à leur propre constitution ou à leurs modes d'application, des qualités absolument ou relativement sédatives, d'autant plus précieuses qu'elles conservent généralement quelques-unes des propriétés reconstituantes des eaux plus minéralisées, et ne deviennent débilitantes que si l'on en pousse à l'excès les modes d'administration. C'est auprès des eaux minérales de ce genre que l'on trouve à traiter les affections douloureuses, à modifier les constitutions névropathiques. Ce sont elles qui permettent d'appliquer la médication thermale à des individus à qui telle circonstance de la santé ou de la constitution ne laisserait pas tolérer une médication plus active. Il est un grand nombre de maladies externes, parmi les maladies de la peau, les plaies, les lésions fonctionnelles du système musculaire, des articulations, qui, réclamant plutôt un hydrothérapie appropriée qu'une médication énergique, trouvent parmi les eaux faibles d'excellentes applications.

La classification que nous venons d'exposer semble posséder les qualités que nous avons attribuées à une classification méthodique, et tout en admettant qu'elle soit susceptible de quelques perfectionnements, nous avons la conviction qu'il est impossible de la formuler sur d'autres bases. Cette classification est éminemment naturelle, car, d'une part, elle est en rapport avec les conditions d'origine et de la formation des eaux minérales, et, d'une autre part, elle est en remarquable conformité avec les propriétés thérapeutiques de celles-ci.

CHAPITRE III

Les eaux minérales sulfurées forment la première classe de la classification. D'après la nature du terrain d'où elles émergent et des matériaux solides et gazeux qu'elles renferment, on les divise en eaux *sulfurées sodiques* et en eaux *sulfurees calciques*. Les premières jaillissent des terrains primitifs et les secondes des terrains de transition ou modernes. Voici les caractères généraux que les unes et les autres possèdent.

Les eaux sulfurées sodiques, sans trace d'acide sulfhydrique, examinées à leurs griffons, ne répandent aucune odeur caractéristique. Mais dès qu'elles ont absorbé l'oxigène de l'air, elles dégagent une odeur plus ou moins prononcée d'acide sulfhydrique que l'on a vulgairement comparée à celle des œufs couvés. Les eaux sulfurées calciques répandent toujours une odeur sulfhydrique très-prononcée.

Presque toutes sont claires et transparentes à la source, mais beaucoup d'entre elles se troublent peu de temps après avoir reçu le conctact de l'air. Leur principe sulfuré se modifie plus ou moins profondément, d'où il résulte le plus souvent un dépôt de souffre et plus rarement un polysulfure. Dans le premier cas, l'eau minérale devient blanchâtre et dans le second cas, légèrement verdâtre.

Elles se recouvrent alors d'une pellicule irisée très mince.

Un grand nombre d'eaux sulfurées, surtout lorsqu'elles ont une température modérée de 25 à 30°, sont onctueuses au toucher. Leur saveur est douceâtre, fâde et quelquefois un peu amère. Leur température est aussi variable que celle des eaux appartenant aux autres c asses. Mais les eaux sulfurées sodiques sont plus souvent tempérées ou thermales que les eaux sulfurées calciques. Leur densité est peu différente de celle de l'eau distillée ; surtout lorsqu'elles sont à base de sulfure de sodium.

De toutes les eaux minérales, les eaux sulfurées soit sodiques, soit calciques, sont celles qui subissent le plus rapidement et le plus profondément l'action modifiante de l'oxigène de l'air. L'odeur des eaux sulfurées est d'abord exaltée, puis elle disparaît peu à peu en même temps qu'elles se décomposent.

Les eaux à base de sulfure de sodium dégagent à leurs griffons de l'azote à peu près pur, tandis que les eaux à base de sulfure de calcium ou d'acide sulfhydrique, entraînent un mélange d'azote et d'acide carbonique. Quant à l'oxigène, sa présence dans les unes et dans les autres est toujours très minime et accidentelle. Les premières sont généralement plus riches en matière organique soluble que les secondes.

Les eaux à base de sulfure de sodium sont souvent riches en chlorure de sodium comparativement aux autres sels. Les eaux sulfurées calciques, au contraire, sont plus chargées de sulfate de chaux, origine première de leur principe sulfuré.

Les eaux sulfureuses fournissent une *boisson* stimulante à un certain degré. Elles éveillent l'appétit, activent la digestion, sollicitent l'action des organes abdominaux, indépendamment de toute thermalité notable. Mais elles ne sont pas toujours facilement digérées elles-mêmes. La

dégénération les rend plus digestives, et les eaux sulfurées calciques se supportent en général plus facilement et
à dose plus élevée que les sodiques.

Elles ne sont pas purgatives, si ce n'est par acci-
dent, mais activent généralement la sécrétion urinaire.
Quelques-unes même déterminent des effets diurétiques
remarquables. Ce sont surtout des eaux facilement
dégénérées.

Les *bains*, abstraction faite de leur température,
sont stimulants à un haut degré comme la boisson.
Ils développent l'activité des fonctions de la peau. Ils
déterminent d'abord de la courbature, puis un sentiment de force et de bien être. L'ensemble du traitement accroît l'activité normale des systèmes nerveux et
circulatoire.

On peut accroître à un haut degré l'action stimulante des bains par l'élévation de leur température;
on peut obtenir aussi des effets sédatifs près de certaines sources, usitées à de faibles températures, ou très
chargées de matières organiques. Mais ces propriétés
sédatives sont dues à un mode particulier d'emploi,
ou à des circonstances appréciables de constitution.

La plupart des applications topiques réalisées par les
inhalations ont pour résultat final une action résolutive
ou modificatrice qui n'a point de rapport avec l'hy-
posthénisation.

Enfin les expériences faites sur le souffre, les sulfures, les sulfites et hyposulfites, s'accordent à attribuer à ces corps des propriétés fluidifiantes du sang,
propriétés que l'on a dû naturellement reporter sur les
eaux minérales dont ils forment la partie essentielle.

Les propriétés thérapeutiques des eaux sulfureuses
peuvent être définies ainsi qu'il suit :

Applications SPÉCIALES : *Diathèse herpétique, catarrhes de l'appareil respiratoire, lymphatisme, rhumatisme, chlorose, syphilis, scrofules.*.

Applications SECONDAIRES. *Maladies chirurgicales,
affections utérines, catarrhe des voies urinaires,
dyspepsie.*

Les applications *spéciales* de cette classe ou celles de
la première catégorie, sont inséparables de leur qualité
sulfureuse. Ce n'est que parce qu'elles sont sulfureuses
que ces eaux s'approprient à la diathèse herpétique et aux
catarrhes de l'appareil respiratoire. Quand nous disons
diathèse herpétique, nous ne disons pas *maladies de
la peau,* car un grand nombre de ces dernières ne
rentrent pas dans leurs attributions. Mais nous faisons
allusion à cette disposition spéciale qu'on a appelée dartreuse, et que nous nommons *diathèse herpétique.*
Quant aux *catarrhes de l'appareil respiratoire,* il existe
une relation tellement directe entre leur modalité et
l'élément sulfureux de ces eaux, que l'on s'attache
à isoler ce dernier pour le mettre en contact avec les
surfaces malades.

C'est à titre de médication *spéciale* que les eaux
sulfurées conviennent au *lymphatisme,* au *rhumatisme,* à la *chlorose,* à la *syphilis,* aux *scrofules.* C'est
surtout en vertu de leur température, de l'excitation
particulière qu'elles exercent sur la surface tégumentaire, des conditions accessoires, hygiéniques, balnéothérapiques, que quelques-unes réunissent à un haut
degré, qu'elles sont réclamées dans de telles circonstances.

En effet, si la diathèse herpétique appartient exclusivement aux eaux sulfurées, si l'on peut en dire
autant, sauf de rares exceptions, des catarrhes pulmonaires, nous voyons, d'un autre côté, que ces eaux
partagent les applications au rhumatisme avec toutes
les eaux à haute thermalité; au lymphatisme avec la
plupart des eaux minérales, même les eaux faibles,
à la chlorose avec toutes les eaux qui renferment du

fer ou qui activent les fonctions digestives, s'en distinguant seulement par l'activité particulière et très salutaire qu'elles impriment aux fonctions de la peau; à la syphilis avec toutes les eaux dont la empérature élevée et les qualités excitantes agissent vivement sur la surface cutanée.

Si les applications *spéciales* des eaux sulfurées réclament impérieusement la présence du principe sulfureux, nous serions presque tenté de dire que leurs applications *secondaires* ont lieu quoiqu'elles soient sulfurées.

Ceci est vrai au moins pour les *affections utérines* et les *catarrhes urinaires*, auxquels elles s'approprient en général d'autant mieux que le principe sulfureux est plus affaibli ou plus complètement detruit.

Quant aux *affections chirurgicales*, considérées en elles-mêmes, elles ne sont qu'un des nombreux représentants de cette hydrothérapie thermale qui leur est salutaire à peu près sous toutes les formes; et quant à la *dyspepsie* c'est très-indirectement qu'elles lui conviennent, car, si elles la corrigent souvent chez des individus atteints d'autres affections qui les réclament directement, il est rare qu'elles réussissent dans les dyspepsies primitives.

Les eaux sulfurées se trouvent généralement indiquées chez les individus affaiblis et peu excitables, les lymphatiques surtout, les scrofuleux également, auxquels elles offrent une médication, sinon spéciale, du moins parfaitement appropriée, elles sont contre-indiquées, sauf certaines contrées et certaines conditions d'applications très particulières chez les individus excitables, nerveux, sujets aux congestions actives.

Les propriétés fluidifiantes que possèdent les eaux sulfurées, en commun avec toutes les eaux sodiques, les bicarbonatées surtout, peuvent être invoquées pour expliquer quelques effets de leurs interventions dans les catarrhes. Mais es qui domine ces effets, qui ne ressortent pas très sensiblement de ceux appartenant à la généralité des eaux minérales des différentes classes, c'est une spécialité d'action sur la *peau*, et sur les muqueuses externes, en particulier la *muqueuse respiratoire*. C'est à la fois une spécialité d'action physiologique et directe et une spécialité thérapeutique qui a rapport aux conditions pathologiques les plus communes de ces grands appareils.

Voici donc le double trait par lequel nous pouvons caractériser l'action physiologique des eaux sulfurées : action *excitante* qui leur est *commune* avec la plupart des représentants de la médication thermale : action *altérante, spéciale* et par sa nature et par les régions auxquelles elle s'adresse.

Stations thermales des Eaux sulfurées.

EAUX SULFURÉES SODIQUES. Aix-les-Bains (Savoie), Amélie (Pyrénées-Orientales), Ax (Ariége), Bagnols (Lozère), Barèges (Hautes-Pyrénées), Cauterets (Hautes-Pyrénées), Challes (Savoie), Eaux-Bonnes (Basses-Pyrénées), Eaux-Chaudes (Basses-Pyrénées), Fonsanche (Gard), Gazot (Hautes-Pyrénées), Guano-de-St-Antoine (Corse), Luchon (Haute-Garonne), Marlioz (Savoie), Moligt (Pyrénées-Orientales), Olette (Pyrénées-Orientales, Piétrapola (Corse), La Preste (Pyrénées-Orientales), St-Honoré (Nièvre), St-Sauveur (Hautes-Pyrénées), Le Vernet (Pyrénées-Orientales), Vinça (Pyrénées-Orientales).

EAUX SULFURÉES CALCIQUES. Allevard (Isère), Bagnères-de-Bigorre (Hautes-Pyrénées), Barbazan (Haute-Garonne), Brides (Savoie), Cambo (Basses-Pyrénées), Cauvalat-lez-Vigan (Gard), Digne (Basses-Alpes), Enghien (Seine-et-Oise), Euzet (Gard), Gréoulx (Basses-Alpes), Guillon (Doubs), Montmirail (Vaucluse), Pierrefonds (Seine-et-Oise), Puzzichello (Corse).

CHAPITRE IV

EAUX CHLORURÉES

Les eaux chlorurées sont souvent désignées sous le nom d'eaux *salines* ; le nom d'eaux *salées* leur conviendrait mieux. Elles sont, de toutes les eaux comprises dans les différentes classes, les plus riches en principes fixes. Elles sont aussi plus souvent tempérées et thermales que froides. Dans toutes, l'élément dominant est le chlorure de sodium ; puis viennent le chlorure de magnésium, les bicarbonates et sulfates alcalins et terreux. Elles sont toujours tres limpides, incolores et inodores ; tout au plus en connaît-on, en France, quatre ou cinq, qui répandent l'odeur de l'hydrogène sulfuré. Leur saveur est sensiblement salée, et quelquefois amère suivant la proportion du chlorure de magnésium

La majorité des eaux chlorurées arrive sur le sol avec de l'acide carbonique et de l'azote, qui les font bouillonner dans les puits. Presque toutes sont ferrugineuses, mais on remarque qu'elles déposent moins d'oxyde rouge de fer que les eaux bicarbonatées et sulfatées.

Exposées à l'action de la chaleur, les eaux minérales chlorurées dégagent le plus souvent de l'acide carbonique et du gaz azote et oxygène. La concentration du liquide produit un dépôt dans lequel on constate du carbonate et du sulfate de chaux et du carbonate de magnésie.

Les eaux *chlorurées sodiques* peuvent être distinguées entre elles d'après la quantité d'*acide carbonique* ou d'*hydrogène sulfuré* qu'elles dégagent, et d'après leur degré relatif de *minéralisation.* Leur qualité gazeuse ou non est importante à considérer dans ce sens, que l'acide carbonique libre qu'elles renferment, vient d'une part, faciliter leur usage, et de l'autre, leur ajouter des propriétés particulières. En effet, des eaux renfermant une proportion considérable de chlorures, huit ou dix grammes ou davantage, ne sont pas aisément tolérées par l'estomac, si elles ne se trouvent, en même temps, chargées d'acide carbonique, et celles-ci ne sauraient manquer d'être préférées, alors que l'état des fonctions digestives mérite une attention particulière. Or la plupart des eaux chlorurées sont gazeuses, mais à divers degrés, et la proportion d'acide carbonique qu'elles renferment ne se trouve ,déterminée que dans un certain nombre d'analyses.

La considération de l'hydrogène sulfuré est importante auprès des eaux chlorurées sodiques, puisque les propriétés des eaux sulfureuses viennent s'ajouter à celles des eaux chlorurées. De même que le dégagement de l'acide carbonique est en rapport avec l'existence de bicarbonates, celui de l'hydrogène sulfuré est en rapport avec l'existence de sulfates facilement décomposables en sulfures, en rencontrant des circonstances propices à leur décomposition. Il n'y a qu'un petit nombre d'eaux chlorurées qui dégagent de l'hydrogène sulfuré, et, en quelque sorte, si superficiel, qu'il n'y a pas à en tenir compte.

Les eaux chlorurées sodiques sont caractérisées par la présence du chlorure de sodium. Les eaux de mer s'y rattachent par conséquent. Le chlorure de sodium est un des sels qui se rencontrent le plus communément dans les eaux minérales, à quelque classe qu'elles appartiennent : ce qui devait être, le sel renfermant presque toujours du chlorure sodique, comme il renferme de la chaux ou du fer.

Mais ici le chlorure de sodium reconnait une origine différente. Ce n'est plus un sel rencontré au passage par des eaux qui se l'approprient ; il est puisé par ces eaux à leur source même, et c'est lui qui les constitue spécialement à l'état d'eau minérale. Elles le puisent soit dans des cours d'eau salée communiquant avec la mer, ou peut-être actuellement séparés d'elle, soit dans des couches de sel gemme, comme dans nos eaux du Jura, soit dans des houillères chargées de sel marin, comme dans ces eaux allemandes, qui enrichissent les vallées de la Hesse et de Nassau.

La proportion des principes minéralisateurs est très importante à considérer. Les eaux chlorurées présentent, en effet, les différences les plus grandes à ce point de vue ; elles offrent les exemples des eaux les plus minéralisées qui existent. A mesure que l'on descend dans le degré de minéralisation, il est évident que les caractères thérapeutiques attachés à la qualité des chlorurées sodiques doivent s'affaiblir : il en est effectivement ainsi, et les eaux chlorurées sodiques faiblement minéralisées se rapprochent beaucoup plus, dans leur application, des eaux faiblement minéralisés des autres classes, que des eaux fortemenr minéralisées de leur propre classe.

Considérées au point de vue des principes formels de la classification, les eaux chlorurées ne forment qu'une division, puisque la soude y constitue la seule base prédominante. Cependant, nous avons cru devoir y introduire une division artificielle, fondée sur le caractère particulier que donne à quelques-unes d'entre elles leur qualité sulfureuse, et nous admettons ainsi des eaux *chlorurées sodiques simples* et des eaux *chlorurées sodiques sulfureuses.*

Certaines eaux présentent une proportion à peu près égale en chlorures et en bicarbonates sodiques. Cette circonstance, notable en thérapeutique, nous a paru devoir être prise en considération spéciale, pour mentionner une sous-division d'eaux *chlorurées sodiques bicarbonatées.* Ainsi se trouve constituée la classe des eaux chlorurées :

Eaux *chlorurées sodiques simples*, Eaux *chlorurées sodiques sulfureuses*, Eaux *chlorurées sodiques bicarbonatées.*

Les eaux chlorurées sodiques représentent surtout des traitements externes. Beaucoup de malades, près des stations sulfureuses, ou bicarbonatées, ou ferrugineuses, ne font usage de l'eau minérale qu'en boissons. Ici, au contraire, le bain forme toujours le fond du traitement et souvent son représentant exclusif. L'action du bain, soit près des eaux chlorurées fortes, soit près des eaux chlorurées faibles, n'est autre que l'action du bain ordinaire, sédatif s'il est frais, excitant s'il est chaud ; ces résultats sont plus ou moins prononcés, suivant le degré de la température et la durée du bain.

Cependant il ne faudrait pas identifier pour cela les bains chlorurés avec les bains d'eau douce. L'usage de ces derniers, soit à température moyenne, soit à température élevée, devient immédiatement ou promptement débilitant. Les bains chlorurés sodiques sont par eux-mêmes excitants, et déterminent, par suite, des effets toniques, pourvu que cette excitation ne dépasse pas les limites convenables. Leur action sur la peau est particulièrement marquée, et assez en rapport avec leur degré de minéralisation.

Toutes ces eaux fortes ou faibles exercent sur les plaies

atoniques, sur les ulcères, une action cicatrisante, due aux modifications intimes qu'elles impriment aux tissus et aux surfaces. Elles exercent encore sur les engorgements du tissu cellulaire, ou des articulations, ou des os eux-mêmes, une action résolutive formelle.

Les effets immédiats de l'usage interne des eaux chlorurées prêtent à des remarques plus circonstanciées. Ceux des eaux *faibles* sont à peu près négatifs, et l'on ne paraît guère leur attribuer d'autre importance que celle qu'elles peuvent emprunter à leur température, aussi en fait-on peu d'usage.

Il n'en est pas de même des eaux *fortes* et des moyennes : ces eaux ne sont pas facilement tolérées par l'estomac. Cet organe ne peut pas s'accomoder de la température élevée qui caractérise la plupart d'entre elles. La proportion de gaz carbonique influe beaucoup sur leur tolérance, et l'on est obligé de restreindre singulièrement l'usage de celles qui en sont dépourvues.

Quoi qu'il en soit, il n'est pas rare de voir les eaux de cette espèce provoquer d'abord des symptômes d'embarras gastrique. Bien tolérées au contraire, et prises à petite dose, elles augmentent l'appétit et favorisent la digestion.

Le caractère le plus saillant des eaux chlorurées sodiques fortes est d'être purgatives. Mais cet effet est lui-même très incertain. Lorsqu'on tient à l'obtenir, il faut souvent ajouter quelques sels neutres à l'eau minérale. Il faut, en général, dans tous les cas, recourir à des doses assez élevées, et une haute température est peu favorable à sa manifestation.

L'usage des boissons très chaudes détermine facilement des sueurs abondantes. Mais l'action purgative des eaux chlorurées sodiques, leur action diurétique et diaphorétique sont rarement recherchées. Les observateurs qui ont écrit sur ces sortes d'eaux minérales sont d'accord pour attribuer une bien autre importance à leur action *altérante* ; c'est-à-dire à l'action intime qu'elles exercent sur les phénomènes de la nutrition, et qui paraissent être en raison inverse des manifestations physiologiques que nous venons de signaler.

C'est cette action altérante qui fait des eaux chlorurées sodiques la médication spéciale du lymphatisme et de la scrofule. Il en résulte une médication *reconstituante* que nous nous garderons de définir, à la manière des iatro-chimistes, par l'introduction directe d'un des principes constituants de l'organisme, le chlorure de sodium, mais dont nous nous contenterons de constater l'appropriation toute spéciale à ce mode particulier de perversion des fonctions de nutrition.

Il est cependant encore un fait important, étranger jusqu'à un certain point à l'action reconstituante de ces eaux, et dont le mécanisme physiologique est plus saisissable : c'est l'activité particulière et spéciale que les eaux chlorurées sodiques impriment à la circulation abdominale ; c'est l'action élective qui leur appartient vis-à-vis du système veineux hypogastrique, hémorrhoïdaire et utérin.

Les eaux chlorurées sodiques représentent une médication *reconstituante* ; c'est-à-dire qu'elles agissent à la manière d'agents toniques et stimulants à la fois sur les surfaces digestive et cutanée, et semblent poursuivre une action analogue jusque sur les phénomènes les plus intimes de l'assimilation. C'est en vertu sans doute de cette action, qu'elles possèdent des propriétés résolutives assez caractérisées. Elles réveillent à un haut degré l'action de la peau. Elles développent l'appétit et rendent nécessaire une alimentation substantielle. Elles développent les sécrétions intestinales et urinaires. Elles activent la circulation abdominale et provoquent les manifestations hémorrhoïdales et menstruelles, quelquefois, celles-ci surtout, avec exagération. Elles modifient dans un sens très particulier certaines altérations toutes spéciales de l'organisme.

La spécialisation thérapeutique des eaux chlorurées sodiques s'applique formellement au lymphatisme et à la scrofule, aux paralysies, au rhumatisme, à la plétore abdominale, aux engorgements du foie, à la chlorose, à la goutte, à l'atrophie musculaire, aux maladies de la peau, aux affections utérines, au diabète et aux blessures.

Le traitement du lymphatisme et de la scrofule par les eaux chlorurées est un traitement spécial, en ce qu'il dépend essentiellement des qualités médicamenteuses, propres à cette classe d'eaux minérales. Sans doute leurs qualités excitantes et reconstituantes trouvent à s'exercer utilement dans la plupart des cas de ce genre; mais leur action essentielle dépend de propriétés spéciales qu'elles possèdent en vertu de leur constitution propre.

C'est au contraire en raison de leurs propriétés, excitantes et résolutives ou de leur température élevée, qu'elles s'appliquent au traitement des autres cas que nous avons mentionnés. Il s'agit beaucoup moins, dans ces derniers cas, d'une action médicamenteuse spéciale que d'une action physiologique, laquelle peut se reproduire près d'eaux minérales différentes, sinon toujours avec la même opportunité, du moins dans un sens analogue.

Dans les cas où, par suite de quelque circonstance ou constitutionnelle ou accidentelle, l'usage d'une médication aussi active que celle des chlorurées sodiques fortes se trouve contre-indiqué, on doit chercher parmi les eaux faibles de la même classe le moyen de suppléer aux premières, et quelquefois de préparer leur usage.

Stations thermales des Eaux chlorurées

EAUX CHLORURÉES SODIQUES. Availles (Charente), Bains (Vosges), Balaruc (Hérault), Bourbon l'Archambault (Allier), Bourbon Lancy (Saône-et-Loire), Bourbonne (Haute-Marne), Chatelguyon (Puy-de-Dôme), Jouhe (Jura), Lamotte (Isère), Luxeuil (Haute-Loire), Niederbronn (Bas-Rhin), Préchac (Landes), Rennes (Aude), Salies (Basses-Pyrénées), Saubuses (Landes), Tercis (Landes).

Eaux chlorurées sodiques sulfureuses.

Saint Gervais (Savoie), Uriage (Isère).

Eaux chlorurées sodiques bicarbonatées

La Bourboule (Puy-de-Dôme), St-Nectaire (Puy-de-Dôme), Vic-le-comte (Puy-de-Dôme).

CHAPITRE V

EAUX CHLORURÉES DE MER

Les eaux, qui, par leur incessante accumulation sur des points donnés du globe, constituent les mers, sont considérées avec juste raison, comme le premier type des eaux minérales d'après l'acception que l'on attache à ce mot. Ce sont elles, en effet, qui possèdent la minéralisation la plus forte, et qui sont les plus riches en chlorure de sodium ; aussi les place-t-on à la tête des eaux minérales chlorurées les mieux définies.

La saveur de l'eau de mer est, comme on sait, amère et fortement saumâtre, nauséabonde, et tout-à-fait en rapport avec la proportion des principes dissous.

Les eaux de mer n'ont jamais une température constante. Des expériences nombreuses ont montré que la température moyenne de la Méditerranée, près des côtes et à la surface, était de 15°. Quant à l'Océan, la température moyenne annuelle de la surface est supérieure à celle de l'air de la côte. Il est encore reconnu que toujours les eaux de mer sont moins chaudes à de grandes profondeurs qu'à la surface.

L'origine des principes minéraux de l'eau qui nous occupe en ce moment reconnaît deux causes : les eaux de rivière, qui subissent là tous les effets d'une concentration active ; la seconde, des amas de sel gemme enfouis dans les profondeurs de ce milieu.

Les eaux de mer n'ont jamais une composition identique, et ces variations sont d'autant plus sensibles que les eaux sont plus rapprochées des côtes; cela se conçoit facilement par l'intervention des eaux douces des rivières et des fleuves, par l'évaporation incessante que l'eau subit, par les courants qui s'établissent à certaines profondeurs, enfin les végétaux et les animaux qui y croissent.

De tous les sels de la mer, le chlorure de sodium est celui qui subit le moins de variations quant à sa proportion. Les sulfates au contraire offrent des différences très-notables On a remarqué que, lorsque le fond des mers était de nature argileuse, l'eau devenait plus riche en chaux et plus pauvre en magnésie. C'est qu'alors une partie du carbonate de chaux est remplacée par la magnésie, provenant du sulfate magnésique dissous, et il se forme un silicate double de magnésie et d'alumine insoluble. Si le fond de la mer est formé de coquillages, de craie ou de sable quartzeux, la proportion de magnésie ne change pas. Cette circonstance contribue à restituer à l'eau de mer le carbonate de chaux que lui enlèvent les coquillages, et que l'eau ne peut retrouver qu'après la destruction de ces derniers, lorsque leur poussière a été mélangée avec de l'argile.

Nous avons rappelé plus haut que les eaux de mer étaient de toutes les plus riches en principes minéraux. La proportion de ces derniers s'élève en moyenne par litre d'eau de 55 à 56 grammes, parmi lesquels le chlorure de sodium entre pour 50 grammes environ. Il faut en excepter toutefois l'eau de la mer Morte, qui ne contient pas moins de 2276 grammes de sels minéraux pour la même quantité de liquide.

Depuis un temps immémorial l'atmosphère des mers est considérée comme jouissant de propriétés spéciales

et très actives dans le traitement de plusieurs maladies; en effet l'existence du chlorure de sodium dans
l'atmosphère marine est rendue de toute évidence par
les cristaux qui recouvrent parfois les végétaux placés
à une distance souvent considérable des bords de la
mer. Il est notoire que lorsqu'ou séjourne pendant
un certain temps sur une plage, et lorsque la mer
est agitée, la langue perçoit sur les lèvres la saveur
caractéristique du sel marin. Quant au genre de volatilisation qui s'opère, il est facile à comprendre.
Certains sels fixes, et à l'état solide, résistent à une
température très élevée sans qu'ils se volatilisent; au
contraire, lorsqu'ils sont en dissolution dans l'eau,
ils sont entraînés, du moins partiellement, par la
vapeur aqueuse, et les chlorures paraissent plus que
les autres jouir de ce privilège.

Mais, lorsque la mer est calme et l'atmosphère
tranquille, l'eau résultant de la condensation de la
vapeur pélagienne consiste uniquement en principes
gazeux et en eau distillée; au contraire, si la mer
est agitée, si les vents sont dans la direction des terres,
si les flots viennent se briser sur la rive, l'air marin
porte avec lui les éléments de la mer et principalement le chlorure de sodium.

Or, pour faire profiter les malades du bénéfice de
l'air marin, c'est dans le moment où la mer est le
plus agitée, que l'atmosphère possède des propriétés
plus actives. Cette circonstance est, il est vrai, en
opposition directe avec le conseil que l'on donne généralement aux malades, aux phthisiques par exemple,
de n'aller respirer l'air de la plage, que lorsque les
vents et les flots sont en paix.

L'influence plastifiante d'une pression atmosphérique un peu élevée est un bénéfice dont jouit habituellement l'homme de mer; la rareté des surcharges

électriques de l'air marin, les limites étroites dans lesquelles varie son humidité, l'absence de ces miasmes infectants qui altèrent toujours l'air que nous respirons à terre, sont autant de raisons qui nous portent à considérer l'atmosphère pélagienne comme plus salubre que l'air continental.

C'est au bord de la mer que l'atmosphère présente la densité la plus considérable, ou en d'autres termes, exerce la pression la plus considérable. Il est assez remarquable cependant, qu'une partie des effets physiologiques ressentis dans son milieu se rapprochent beaucoup de ceux que détermine le séjour dans une altitude élevée, c'est-à-dire, dans des conditions diamétralement opposées. L'excitation des fonctions digestives et respiratoires et du système nerveux en est le caractère le plus saillant. Par le fait du seul séjour au bord de la mer, comme dans une localité très élevée, l'appétit augmente, la digestion s'opère plus régulièrement et plus rapidement, la respiration s'exerce avec plus d'activité, le système nerveux est surexcité; tels sont, du moins, les phénomènes les plus manifestes et les plus généraux qui s'observent, et qui font que l'un et l'autre séjour sont salutaires aux personnes faibles, molles, apathiques, à constitution lymphatique, et sont mal supportés si le système nerveux est facilement excitable, si la circulation sanguine s'exerce avec une grande activité, enfin si la constitution présente un état névropathique ou inflammatoire dominant.

Mais l'air marin ne se distingue pas seulement par sa densité. Il présente une constitution particulièrement empruntée aux qualités chimiques que lui communique la mer elle-même. Que ce soit par suite de l'évaporation spontanée ou de l'entraînement moléculaire produit par l'agitation et le renouvellement incessant de l'atmosphère, il n'en est pas moins certain que l'air marin présente un état de minéralisation dont nous avons exposé plus haut les caractères, et qui doit lui imprimer certaines qualités physiologiques et médicales. Nous devons ajouter à cette considération celle de l'humidité, beaucoup plus constante que celle de l'atmosphère terrestre.

L'économie se trouve donc, au bord de la mer ou dans l'eau de mer, plongée dans un milieu tout particulier, qui la pénètre par des voies multiples, et surtout par les voies respiratoires, sur lesquelles il doit exercer, en outre, une action topique très spéciale.

La température saisonnière subit au bord de la mer de moindres variations qu'au milieu des continents, tandis que la température journalière y présente des variations constantes. La chaleur de l'été y est plus tempérée, le froid y acquiert une moindre intensité, l'hiver. Mais il règne habituellement sur les côtes des vents qui impriment aux influences atmosphériques une activité toute particulière, et quelquefois prédominante. Cette dernière circonstance réclame une attention d'autant plus grande, qu'elle se montre à un haut degré sur la plupart des plages où se fait en France le traitement marin, c'est-à-dire les rivages septentrionaux : elle se fait sentir à un moindre degré sur nos côtes méridionales et sur le littoral de la Méditerranée, mais elle y existe encore, d'une manière fort tranchée, surtout à certaines époques de l'année.

C'est dans l'enfance que le séjour au bord de la mer est surtout salutaire, alors que l'évolution de l'organisme se trouve ralentie ou enrayée, soit par l'insuffisance des forces, soit par une convalescence difficile, soit par l'existence de quelqu'une des diathèses familières à cet âge. Les enfants possèdent une tolérance particulière pour l'air de la mer. Cependant eux-mêmes présentent souvent, dans les premiers jours surtout, des phénomènes d'excitation qui, s'ils vont rarement jusqu'à les mettre dans l'impossibilité de le supporter, témoignent du moins de la manière dont l'organisme est influencé. Les manifestations lymphatiques et scrofuleuses se réveillent chez quelques sujets; il n'est pas rare de voir quelques accidents fébriles, passagers, ou prenant parfois un type intermittent, ou encore des éruptions anormales.

L'air de la mer est éminemment salutaire aux femmes débiles, fatiguées par une grossesse ou la lactation, ou par les veilles du monde ou du travail manuel. Cependant il est certaines idiosyncrasies qui ne peuvent s'y accomoder : parmi les femmes hystériques ou sujettes aux névralgies, il en est un certain nombre que l'air de la mer surexcite à un haut degré.

Une maladie chronique quelconque, offrant à un haut degré les caractères de l'asthénie, supposant un état de relachement des tissus, peu susceptible d'être modifiée médicamenteusement, subira presque toujours une influence favorable de la part de l'air marin et des bains de mer. Outre l'action générale exercée sur l'ensemble de l'organisme, et dont le retentissement se fait sentir sur les organes ou les tissus malades, ces derniers subissent quelquefois une modification assez directe pour revêtir un caractère plus formellement thérapeutique qu'il n'arrive dans la plupart des cas. Cela se voit dans les bronchites très asthéniques, franchement catarrhales, ou de véritables bronchorrhées. Mais il n'en est pas de même dans les bronchites sèches, avec oppression ou douleurs thoraciques, enfin avec la moindre tendance à l'excitation. Les catarrhes des vieillards se trouvent souvent très bien du séjour au bord de la mer, pourvu toutefois qu'il n'y ait point d'ailleurs d'asthme. Il est certains rhumatismes aigus, tenant à une grande susceptibilité de la peau, auxquels l'air de la mer est très salutaire, en modifiant les conditions d'activité de la surface tégumentaire.

S'il était possible d'isoler l'air marin des conditions parmi lesquelles on va le chercher, nous ne répugnons pas à penser qu'il pourrait être utilement applicable aux phthisiques, dans la plupart des conditions où ils peuvent se présenter; car, les éléments minéralisateurs dont il est pénétré et son humidité, pourraient donner à sa pénétration dans les bronches un caractère médicamenteux assez important : nous nous gardons de dire une action curative.

Nous n'admettons le voisinage de la mer, comme salutaire, que pour les phthisies très lentes, stationnaires, chez des individus phlegmatiques, avec des symptômes thoraciques peu prononces, et la moindre disposition possible aux bronchites ou aux hémoptysies. Même dans de telles conditions, le choix de la localité est d'une grande importance. Nous n'en connaissons aucunes qui offrent un ensemble de conditions plus favorables qu'*Arcachon*. Mais, en résumé, et malgré quelques résultats favorables obtenus de temps en temps, nous croyons le voisinage de la mer dangereux pour la plupart des phthisiques.

Les effets physiologiques primitifs du bain de mer peuvent être définis par la soustraction du calorique, la stupeur du système nerveux, le déplacement de la circulation. Corrigés par la réaction, dont le mécanisme leur imprime précisément le caractère salutaire que l'on recherche, on se représentera facilement les conséquences graves qui doivent en résulter, s'ils viennent à dominer par l'insuffisance ou la mauvaise direction de cette dernière. Il faut tenir compte, dans la production de ces effets, de la température, de là densité du milieu, de l'agitation de la mer, de sa constitution saline.

L'usage interne de l'eau de mer nous paraît devoir être prescrit plus souvent qu'on ne le fait. On peut y recourir à titre de médicament altérant ou de médicament purgatif. La dose laxative est de deux à quatre et même cinq verres : la dose altérante est beaucoup plus faible et relative à la tolérance de l'estomac.

La médication marine présente le double caractère d'une médication *reconstituante* et d'une médication altérante. Bien qu'il y ait une combinaison intime entre les éléments qui déterminent ces propriétés, comme entre les effets qui en résultent, nous pouvons dire que l'action reconstituante dépend surtout des qualités *hydrothérapiques* du traitement marin, et l'action altérante de ses qualités médicamenteuses. Cette distinction n'est ni arbitraire ni stérile. Elle nous conduit immédiatement à rattacher à des indications déterminées les conditions où domine le bain de mer hydrothérapique, et celles où domine le bain de mer médicamenteux. Comme nous l'avons signalé au début de ce chapitre, c'est là surtout une question de température, et, par suite, une question de saison, mais bien plus encore une question de localité.

Plus les localités marines se rapprochent des conditions inhérentes à nos plages septentrionales, température basse de l'eau, agitation de la mer, vivacité de l'air, plus elles conviendront aux indications qui réclament surtout la médication reconstituante ; plus elles s'en éloignent, mieux elles se prêteront aux indications de la médication altérante.

La SPÉCIALISATION MÉDICALE des eaux de mer s'applique formellement : à l'enfance, alors que l'évolution de l'organisme se trouve ralentie ou enrayée, soit par l'insuffisance des forces, soit par l'existence de quelqu'une des diathèses familières à cet âge ; aux femmes débiles, fatiguées par une grossesse ou la lactation, ou par le travail manuel ; dans certaines maladies de la peau, le rhumatisme, la paralysie, la chlorose et le diabète.

Les APPLICATIONS SECONDAIRES dans la scrofule, les affections utérines, et la phthisie.

Principales Stations des Bains de mer.

Arcachon (Gironde), Biarritz (Basses-Pyrénées), Boulogne-sur-mer (Pas-de-Calais), Calais (Pas-de-Calais), Cancale (Ille-et-Vilaine), Cannes (Var), Cap-Breton (Landes), Cette (Hérault), Dieppe (Seine-Inférieure), Dunkerque (Nord), le Hâvre (Seine-Inférieure), Hennebon (Morbihan), Honfleur (Calvados), Hourdel (Somme), Langrune-sur-mer (Calvados), Legué St Brieux (Côtes-du-Nord), Lion-sur-mer (Calvados), Luc-sur-mer (Calvados), Nice (Alpes-Maritimes), Painpol (Côtes-du-Nord), Le Palais (Morbihan), Pleneuf Duhouet (Côtes-du-Nord), Pornic (Loire-Inférieure), Port-en-bessin (Calvados), Portrieux (Côtes-du-Nord), Le Pouligen (Loire-Inférieure), Puys (Seine-Inférieure), Royan (Charente-Inférieure), Les sables d'Olonne (Vendée), Trouville (Calvados), Villers-sur-mer (Calvados).

CHAPITRE VI

EAUX BICARBONATÉES

Les eaux minérales bicarbonatées ont été généralement désignées jusqu'ici sous les noms d'eaux *acidules* ou *alcalines*, suivant que l'on prend en considération leur acide ou leur base prédominante. Ces dénominations sont mauvaises, car la qualité *d'acidules* et celle *d'alcalines*, appartiennent à beaucoup d'autres eaux de classes différentes.

L'analyse constate et le raisonnement démontre qu'à part un très petit nombre d'exceptions, toutes les eaux minérales qui contiennent de l'acide carbonique combiné sont minéralisées par des bicarbonates, et non par des carbonates neutres. On se demande cependant, si, dans certaines circonstances, les eaux bicarbonatées calciques et magnésiennes par exemple, ne peuvent renfermer des sesquicarbonates, sels moins solubles, il est vrai, que les bicarbonates, mais plus solubles que les carbonates neutres de chaux et de magnésie : tel serait le cas des eaux dans lesquelles on ne découvre pas ou très peu d'acide en excès.

La classe des eaux bicarbonatées présente plusieurs divisions à établir, d'après la considération des bases prédominantes.

1re Division. Bases alcalines. — *Bicarbonatées sodiques*.

5

2ᵉ Division. Bases terreuses. — *Bicarbonatées calciques.*

5ᵉ Division. Bases sans prédominance. — *Bicarbonatées mixtes.*

Les eaux minérales bicarbonatées sont en général froides, fréquemment tempérées et moins souvent thermales. Les principes dominants sont, outre l'acide carbonique libre, les bicarbonates de soude, de chaux et de magnésie; on y admet aussi des bicarbonates de potasse, de strontiane, de fer et de manganèse. Dans un grand nombre d'entre elles, on signale des proportions très notables de chlorures alcalins, et enfin de sulfates alcalins et terreux.

Généralement limpides, incolores et inodores, elles impriment au palais une saveur aigrelette d'abord, terreuse et alcaline ensuite. Les plus riches en fer ont, en outre, une saveur styplique atramentaire.

Elles accusent leur présence par du gaz carbonique mélangé le plus souvent d'air atmosphérique. Ces gaz, lorsqu'ils sont en grand excès, forment des bulles plus ou moins nombreuses et volumineuses qui, parfois, simulent à la source un bouillonnement intermittent ou continu.

Soumises à l'action de la chaleur, les eaux minérales bicarbonatées commencent, longtemps avant l'ébullition, par dégager du gaz carbonique, ensuite de l'oxygène et de l'azote; pendant que la réaction s'opère, les eaux louchissent et déposent, suivant qu'elles sont plus ou moins chargées de sels calciques et magnésiens, du carbonate, du sulfate de chaux, et du carbonate de magnésie, qui sont colorés le plus ordinairement par l'oxyde de fer.

Le caractère dominant des eaux minérales qui nous occupent en ce moment, réside dans l'élimination partielle de l'acide carbonique libre, lorsqu'elles sont exposées au contact de l'air. Celles dans lesquelles les bicarbonates de chaux et de magnésie prédominent se troublent notablement, et elles déposent peu à peu du carbonate de chaux sous la forme de masses compactes cristallines.

Quelques-unes d'entre elles jouissent plus particulièrement de cette propriété ; aussi les désigne-t-on communément sous le nom *d'eaux incrustantes.*

Les eaux bicarbonatées sodiques sont remarquables par le petit nombre de manifestations physiologiques qu'elles déterminent. Les sources les plus actives d'entre elles, prises à des doses même assez élevées, pourvu que la durée convenable du traitement ne soit pas excédée, et, bien entendu, que les indications aient été exactement suivies, n'entraînent à peu près aucun phénomène appréciable, si ce n'est la diminution de symptômes fonctionnels ou autres. Sans doute, nous ne parlons ici que de la généralité des cas, et il peut arriver, que, par suite de circonstances toutes individuelles, quelques modifications physiologiques des fonctions gastro-intestinales, ou urinaires, viennent à se montrer. Mais cette action insensible du traitement est la règle : elle doit être habituellement recherchée ou favorisée dans la direction du traitement. C'est elle qui permet d'en augurer les meilleurs résultats.

L'appétit n'est pas toujours très directement augmenté par l'usage des eaux bicarbonatées sodiques. Les digestions se font rapidement. Il survient quelquefois un peu de constipation. Lorsque la diarrhée se montre, c'est très passagèrement, souvent par suite de quelque irrégularité dans le régime, ou encore de quelque circonstance accidentelle, comme un orage, remarque qui a pu être faite près des thermes d'une autre nature. La quantité des urines est généralement augmentée, mais dans une proportion qui n'excède pas l'effet à attendre de bains journaliers et de l'ingestion de boissons aqueuses. La peau fonctionne un peu plus activement, mais sans que l'on remarque de ce côté rien de fort tranché. Les bains amènent quelquefois de légères éruptions érythémateuses ou papuleuses. Cependant il faut noter qu'il est certains individus qui ressentent à un haut degré ces actions physiologiques dont nous signalons la faible apparence dans la généralité des cas : pour quelques-uns, les eaux bicarbonatées sodiques sont purgatives; diurétiques pour d'autres. Mais de tels effets ne paraissent se produire qu'en vertu des dispositions personnelles, et indépendamment de l'état pathologique existant.

Pendant la durée des traitements de ce genre les produits des sécrétions acides de l'économie perdent généralement, au moins d'une manière passagère, leur caractère d'acidité. Ces remarques ont été faites à propos de la salive, de la sueur, de l'urine. Mais il résulte d'une série de recherches et d'observations faites sur les urines, que ces phénomènes d'alcalisation sont moins prononcés qu'on ne l'à souvent prétendu.

La pénétration des principes médicamenteux qui constituent les eaux bicarbonatées sodiques, au sein de nos tissus y exercent une action reconstituante et résolutive, analogue, pour ce dernier point, à celle des eaux chlorurées sodiques, mais s'exerçant, pour le premier, suivant une direction fort différente.

La *spécialisation* des eaux bicarbonatées sodiques s'adresse : aux maladies du foie, à la goutte, à la gravelle urique, aux engorgements des viscères abdominaux, à la dyspepsie, aux douleurs nerveuses de l'estomac, au bète, aux catarrhes des voies urinaires.

Leurs applications secondaires concernent: le rhumatisme, les affections utérines chroniques, les maladies de la peau.

Il faut reconnaître que les eaux bicarbonatées sodiques, notablement minéralisées au moins, exercent sur le foie, considéré autant comme organe sécréteur de la bile que comme organe afférent à la circulation sanguine, une action élective, qui se trouve mise en jeu dans toutes les affections de cet organe susceptibles d'un traitement curatif : concrétions biliaires, engorgements, perversion de la sécrétion biliaire. Leur action résolutive trouve à s'exercer ici comme à propos de la généralité des engorgements abdominaux, action résolutive très supérieure à celle des eaux chlorurées sodiques, bien que celles-ci paraissent propres à modifier d'une manière plus particulière la circulation abdominale elle-même. Quant à la goutte et à la gravelle urique, la spécialisation d'application des eaux bicarbonatées sodiques à leur sujet est une des plus marquées.

Bien que les eaux bicarbonatées sodiques soient d'une application très formelle dans le traitement de diverses sortes de dyspepsies, la plupart de celles-ci se prêtent à tant de traitements divers, thermaux et hygiéniques, qu'il n'est pas possible de les rattacher à une spécialisation formelle. Nous en dirons autant du diabète, auquel les eaux bicarbonatées sodiques paraissent offrir la médication thermale la mieux appropriée, mais nous ne saurions dire à titre de curatif. Quant aux affections catarrhales de l'appareil urinaire, les eaux bicarbonatées sodiques leur conviendraient généralement très bien, si elles ne constituaient, dans beaucoup de cas, une médication trop active, ce qui rend certaines eaux, bicarbonatées ou sulfatées, plus facilement applicables.

Les eaux bicarbonatées calciques empruntent à leur qualité gazeuse des propriétés digestives, et à leurs bases calciques des propriétés sédatives qui, dans toute une série de cas d'affections catarrhales ou d'engorgements des appareils génito-urinaires chez l'homme ou chez la femme, les rendent préférables aux bicarbonatées sodiques.

A mesure que l'on descend des eaux sodiques aux eaux calciques, et de celles-ci aux eaux à bases mixtes, on voit les caractères de la spécialisation thérapeutique s'effacer et quelquefois même presque s'éteindre.

Stations thermales des eaux bicarbonatées.

EAUX BICARBONATÉES SODIQUES. Bagnoles (Orne), Chaudesaigues (Puy-de-Dôme), St Laurent (Ardèche), Soulzmatt (Haut-Rhin), Teissières (Cantal), Vals (Ariége), Vichy (Allier).

EAUX BICARBONATÉES CALCIQUES. Aix (Bouches-du-Rhône), Alet (Aude), Foncaude (Hérault), Lacaune (Tarn), Pougues (Nièvre), Rieumajou (Hérault), Saint-Galmier (Loire), Ussat (Ariége).

EAUX BICARBONATÉES MIXTES. Celles (Ardèche), Le Chambon (Puy-de-Dôme), Evian (Savoie), Médague (Puy-de-Dôme), Mont-Dore (Puy-de-Dôme), Néris (Allier), Royat (Puy-de-Dôme), Sail les Châteaumorand (Loire).

CHAPITRE VII

EAUX SULFATÉES

Les eaux minérales sulfatées que, d'après la classification, nous subdivisons en eaux sulfatées sodiques, calciques, magnésiques et mixtes, ne possèdent pas, à leur point d'émergence, des propriétés physiques assez marquées, pour qu'on puisse les distinguer d'un grand nombre d'eaux bicarbonatées et d'eaux chlorurées. Presque toujours, surtout lorsqu'elles sont froides ou tempérées, on y découvre de l'acide carbonique et quelquefois des traces plus ou moins abondantes d'acide sulfhydrique.

Elles renferment, comme principes dominants, des sulfates de soude, de chaux, de magnésie, et cela en proportion tout à fait en rapport avec la nature du terrain d'où elles émergent : ainsi plus elles traversent des terrains modernes, plus elles sont riches en sulfates de chaux.

Quoiqu'on les observe plus particulièrement dans les terrains de sédiments inférieurs, moyens et supérieurs, néanmoins les autres terrains n'en sont pas dépourvus.

Leur température est aussi variable que la proportion de leurs principes fixes : mais on constate que, toutes choses égales d'ailleurs, leur degré de miné-

ralisation est d'autant plus élevée que leur température est plus froide.

Les eaux sulfatées, certaines du moins, renferment
en proportion notable, du fer, ainsi que des principes sulfureux que dégagent quelquefois en faible proportion, il est vrai, des sulfates décomposés.

Les eaux sulfatées sodiques fortes, bicarbonatées
en même temps, offrent les spécialisations générales
d'applications des eaux bicarbonatées sodiques, bien
que s'en distinguant par des circonstances qui rentrent dans des indications particulières.

Les eaux sulfatées magnésiques fortes, n'apparticn-
nent pas à proprement parler à la médication thermale, et ne sont employés en général que loin des
sources et comme médicaments.

Les eaux sulfatées calciques influencent d'une manière
bien évidente les voies urinaires, augmentent l'abondance
des urines, et impressionnent favorablement la muqueuse
vésicale. Plusieurs d'entre elles paraissent affecter
plus spécialement les voies respiratoires. Enfin ces
eaux, prises en boisson à la dose de plusieurs verres dans la matinée, purgent à des divers degrés;
mais cet effet laxatif est loin d'être certain chez tous
les sujets. Elles se tolèrent du reste assez mal,
lorsqu'elles sont insuffisamment pourvues de gaz
acide carbonique.

Les eaux sulfatées mixtes et calciques, qui représentent la presque totalité de la classe des *sulfatées*,
trouvent *spécialement* leurs applications, dans les maladies de la peau, le rhumatisme, les névroses de toutes
sortes, la goutte, la dyspepsie, les engorgements du
foie, les catarrhes, la phthisie, la gravelle, le catarrhe vesical, les affections utérines et les fièvres intermittentes.

Leurs applications *secondaires* sont pour ainsi dire

négatives, s'accommodant parfaitement, par leur action sédative, aux cas ou l'excitabilité du système nerveux ne permet de rechercher qu'un diminutif de l'action inhérente aux eaux minérales les mieux caractérisées.

Stations thermales des Eaux sulfatées.

EAUX SULFATÉES SODIQUES. Evaux (Creuse). Plombières (Vosges).

EAUX SULFATÉES CALCIQUES. Audinac (Ariège), Bagnères de Bigorre (Hautes-Pyrénées), Capvern (Hautes-Pyrénées), Contrexéville (Vosges), Cransac (Aveyron), Encausse (Haute-Garonne), Monestier de Briançon (Hautes-Alpes), Propiac (Drôme), Ste-Marie et Siradan (Hautes-Pyrénées), Vittel (Vosges).

EAUX SULFATÉES MAGNÉSIQUES. Montmirail (Vaucluse), Sermaize (Marne).

EAUX SULFATÉES MIXTES. Dax (Landes).

CHAPITRE VIII

EAUX FERRUGINEUSES

Nous avons pris pour la classification des eaux ferrugineuses, à l'inverse des autres classes, la considération de la base pour déterminer la classe, et celle de l'acide pour les subdivisions, et nous avons ajouté à ces dernières une division à part pour les eaux notables par leur qualité manganésienne, ce qui nous donne pour les eaux ferrugineuses trois divisions: *Ferrugineuses bicarbonatées*, *Ferrugineuses sulfatées*, *Ferrugineuses manganésiennes*.

On doit entendre *par eaux ferrugineuses*, non pas les eaux où il existe du fer en une proportion quelconque, mais seulement celles où, tandis que le fer existe en proportion médicale, les autres principes se trouvent en proportion trop faible pour assigner à ces eaux des caractères spéciaux.

Les sources ferrugineuses sont excessivement nombreuses. Cela provient de ce que le fer est partout répandu dans le sol que les eaux traversent, et que toutes les eaux qui renferment quelque principe propre à le dissoudre s'en chargent ainsi aisément. La plupart sont froides, et elles n'atteignent jamais une température élevée.

La proportion de fer est toujours très faible; les sources les plus notables, comme eaux ferrugineuses, atteignent à peine et ne dépassent presque jamais cinq centigrammes de sels ferrugineux pour 1,000 grammes d'eau. Le fer est inscrit le plus souvent à l'état de bicarbonate, de protoxyde, quelquefois de sulfate.

Tant qu'elles n'ont pas reçu le contact de l'air, les eaux ferrugineuses se conservent parfaitement incolores; mais exposées à l'air libre, ou bien conservées depuis quelque temps dans des bouteilles, elles laissent déposer tout ou partie de leur fer, à l'état de sesquioxyde hydrasé, suivant les uns, de carbonate sesquioxyde, suivant les autres. Leur saveur est légèrement atramentaire, styptique, et en rapport avec la proportion de fer qu'elles contiennent.

Les sources ferrugineuses déposent toujours une quantité notable d'oxyde rouge sur le sol qu'elles parcourent, ou sur les parois des appareils qui les recèlent; mais cette circonstance ne suffit pas pour assigner à une eau minérale sa place dans la classification, attendu qu'elle ne saurait donner qu'une idée inexacte de la proportion de fer contenu dans cette eau, car, une eau secondairement ferrugineuse peut fournir un dépôt beaucoup plus apparent qu'une eau beaucoup plus notable dans ce sens. La production de ce dépôt résulte: 1° de la température de la source, 2° de la nature et de la quantité des principes minéralisateurs. Toutes choses égales d'ailleurs, une eau minérale dépose d'autant plus d'oxyde de fer qu'elle est à une température plus élevée, qu'elle contient moins d'acide carbonique et de bicarbonates, et enfin qu'elle est moins chargée de principes fixes. Il peut donc se trouver qu'une source sera très ferrugineuse en apparence, tandis que l'analyse n'y découvrira pas plus de 1 à 2 centigrammes de bicarbonate de fer.

Toutes les eaux bicarbonatées sont ferrugineuses, sauf du moins de' très rares exceptions. On en rencontre à Vichy qui renferment une proportion notable de fer, mais dont la qualité bicarbonatée n'en demeure pas moins prédominante. Supposons qu'une telle source voie la proportion des bicarbonates qu'elle renferme notablement amoindrie, elle prendra place parmi les *ferrugineuses*, parce que ce sera alors à ce dernier principe qu'elle empruntera sa caractéristique essentielle.

Les eaux ferrugineuses sulfatées participent à une partie de ces caractères, mais ne sont point ou sont très peu gazeuses. La présence de l'acide carbonique ne comporte pas nécessairement l'idée qu'il soit combiné avec le fer, et qu'il y ait des bicarbonates ferriques. Nous en dirons autant à propos des eaux sulfatées.

C'est généralement à l'acide carbonique qu'est attribué l'état soluble où se trouve le fer. Mais il est certaines eaux où l'acide carbonique est évidemment en quantité insuffisante pour le dissoudre.

La proportion notable de manganèse qui se remarque dans quelques eaux minérales ferrugineuses est un adjuvant du fer qui s'adresse dans les mêmes termes à l'appauvrissement du sang, qui réussit alors que le fer a échoué et qui facilite chez quelques personnes la tolérance pour ce médicament, en même temps qu'il le rend plus actif et plus efficace.

Les eaux minérales ferrugineuses sont usitées dans des maladies, où le sang présente un appauvrissement de son élément ferreux ou globulaire. Il semble donc que dans l'usage de ces eaux minérales, comme dans celui de tout traitement ferrugineux, on n'ait d'autre objet en vue que de procurer directement au sang l'élément qui lui fait défaut.

Ce serait évidemment se faire une idée inexacte de ces conditions de l'économie, que de les considérer exclusivement au point de vue de l'insuffisance des globules et de l'élément ferreux du sang. Ce qui fait alors défaut à l'organisme, ce n'est point le fer, qu'il est toujours facile d'introduire en quantité suffisante par l'alimentation, c'est la *faculté de l'assimiler ;* c'est là ce qui frappe si souvent d'impuissance toute médication ferrugineuse. Mais ce que l'on n'obtient pas du fer sous quelque forme médicamenteuse que ce soit, on l'obtient par l'emploi des eaux minérales ferrugineuses, qui présèntent une perfection naturelle à laquelle nos préparations médicamenteuses ne sauraient atteindre ; on l'obtient, disons-nous, avec le concours et l'emploi de moyens hydrothérapiques, de bains de mer, des voyages, du changement de climat, de circonstances intellectuelles ou affectives, de moyens hygiéniques enfin. S'il peut être utile alors d'employer concurremment les ferrugineux, c'est que ceux-ci, indépendamment de leur pénétration et de leur maintien dans le sang, exercent une action tonique salutaire, et ensuite qu'ils se trouvent ainsi toujours prêts à pénétrer au moment plus favorable où l'organisme, modifié par d'autres circonstances, consentira à se prêter à leur assimilation.

Envisagée sous ce point de vue, l'administration des eaux minérales ferrugineuses exige sans doute, autant que pour toutes les autres, afin d'être efficace, l'intervention de modificateurs généraux de l'économie.

Le traitement thermal a généralement une action finale *tonique.* Mais la plupart des eaux minérales telles que les chlorurées, les bicarbonatées, les sulfatées, ne sauraient revendiquer par elles-mêmes une action primitivement et directement tonique, dans le sens précis de ce mot ; elles représentent plutôt, par leur intervention immédiate, une médication *excitante.*

Les eaux ferrugineuses sont les seules qui méritent d'une manière absolue la dénomination d'eaux minérales *toniques.*

Les eaux ferrugineuses trouvent *spécialement* leurs applications dans l'anémie, les chloro-anémies, la chlorose, la dyspepsie, le diabète, et l'albuminerie.

Les indications des eaux minérales dans l'anémie doivent se déduire des causes accidentelles de l'anémie elle-même. Si l'anémie est simple, comme celle qui résulte d'une hémorrhagie accidentelle, d'une épistaxis, d'une métrorrhagie sans lésion organique, les eaux ferrugineuses sont indiquées, et l'on peut dire que toutes le sont pareillement, en tenant compte toutefois de leurs qualités intrinsèques comme eaux ferrugineuses ; puisque toutes ne sont pas également minéralisées, toutes ne se prennent pas en bains. Mais lorsque l'anémie est la conséquence d'un état particulier, fièvre paludéenne, syphilis, dyssenterie, alors il ne faut plus accorder à la présence du fer dans les eaux minérales une importance exclusive, et il faut chercher des stations où le fer se trouve associé aux conditions de constitutions réclamées.

Lorsque la constitution des chlorotiques n'est pas trop affaiblie, s'ils sont bilieux plutôt que lymphatiques, les eaux ferrugineuses de Vichy leur conviennent très bien.

Les eaux des sources *Mesdames* et *Lardy* de Vichy conviennent à la dyspepsie.

Les eaux de *Vichy* s'emploient en bains, souvent en douches chez les diabétiques. Toutes les sources peuvent se trouver indiquées, suivant les cas, mais les sources ferrugineuses de préférence.

Les eaux ferrugineuses sont celles qui conviennent le mieux dans l'albuminerie accompagnée d'un état de cachéxie anémique et ce sont encore les sources ferrugineuses de Vichy qui remplissent les meilleures indications.

Stations thermales des eaux ferrugineuses.

EAUX FERRUGINEUSES BICARBONATÉES. Andabre (Aveyron), Bagnères-de-Bigorre (Hautes-Pyrénées), Bussang (Vosges), Campagne (Aude), Casteljaloux (Lot-et-Garonne),

Château-Gontier (Mayenne), Châteauneuf (Puy-de-Dôme), Charbonnières (Rhône) , Forges - les-Eaux (Seine-Inférieure) , Forges - ou - la - Chapelle (Seine-Inférieure), Gournay (Seine-Inférieure), Luchon (Haute-Garonne), Martigné-Briant (Maine-et-Loire), Orezza (Corse), Rançon (Seine-Inférieure), Rennes (Aude), Rouzat (Puy-de-Dôme), St-Alban (Loire), St-Cristophe (Saône-et-Loire), St-Géraud (Cantal), St-Gervais (Savoie), Ste-Marie (Cantal), St-Martin Valmeroux (Cantal), St-Pardoux (Allier), Sentein (Ariége) , Sylvanés ' (Aveyron) , La Trollière (Allier), Vic-sur-Cère (Cantal), Vichy (Allier), Wattwiller (Bas-Rhin).

EAUX FERRUGINEUSES SULFATÉES. Audinac (Ariége) , Bagnères-de-Bigorre (Hautes-Pyrénées).

EAUX FERRUGINEUSES MANGANÉSIENNES. Cransac (Aveyron), La Malou (Hérault), Luxeuil (Haute-Saône), Oriol (Isère), Provins (Seine-et-Marne), St-Remi-la-Varenne (Maine-et-Loire).

CHAPITRE IX

TRAITEMENT THERMAL.

Le traitement thermal reconnaît trois éléments principaux : *l'eau minérale* ou l'agent médicamenteux qui se trouve mis en jeu ; les *agents balnéothérapiques* qui multiplient les formes sous lesquelles l'eau minérale peut être administrée ; les conditions *hygiéniques particulières* rencontrées par les malades. Tels sont les trois éléments du traitement thermal ; médicamenteux, balnéothérapique, hygiénique.

Le médicament offert par les eaux minérales, varie suivant leur propre constitution. Tantôt doué de caractères formels, comme près des eaux sulfurées, chlorurées ou bicarbonatées sodiques fortes, ferrugineuses, tantôt difficile à déterminer dans sa nature, comme près des eaux faiblement minéralisées et près de la plupart des sulfatées, il semble quelquefois ne consister que dans l'eau elle-même, et souvent paraît entièrement dominé par la thermalité. Ce premier terme du traitement thermal est représenté par l'usage externe des eaux minérales, et par leur mode le plus simple d'administration, le bain.

Tout problème médical comporte ces trois termes, *traitement, médication, indication*. La médication est la mise en œuvre du traitement : les indications sont l'objet de la médication. On peut dire encore qu'on la trouve placée entre un *subjectif*, qui est le traitement, et un *objectif*, qui est l'indication.

Pour définir utilement la médication thermale, il faut s'efforcer de saisir les principaux caractères qui lui appartiennent, dans un ordre de généralisation correspondant à celles des indications qui lui sont le plus habituellement relatives. Ces indications sont rarement simples, et ne sauraient être remplies que par une médication complexe : L'introduction dans l'organisme de principes multiples, d'une origine identique et de nature analogue, apportant au sein de nos tissus des éléments nouveaux pour les mêler aux phénomènes les plus intimes de la nutrition; l'emploi d'agents balnéothérapiques qui multiplient sous mille formes les modes d'applications à l'économie de l'eau et de la thermalité; les conditions hygiéniques que crée autour des eaux minérales le changement de milieu, d'habitude, de régime, tout cela offre un caractère précis dans son ensemble et particulier dans la généralisation.

Nous dirons en conséquence que la médication thermale comporte les médications suivantes: *altérante*, *reconstituante*, *substitutive*, *résolutive* et *sédative*.

ALTÉRANTE, elle s'adresse surtout aux états diathésiques, en vertu de propriétés spéciales qui semblent neutraliser l'action morbide qui constitue les diathèses. On appelle *altérants* les médicaments qui changent d'une manière insensible, et sans provoquer d'évacuations, l'état des solides et des liquides.

La médication altérante est donc celle qui change insensiblement la manière d'être de l'organisme, c'est-à-dire qui se montre le plus propre à modifier les états constitutionnels et diathésiques. Or les eaux minérales représentent au plus haut degré ce caractère de médication antidiathésique, caratère qu'il est si diffi-

5*·

cile d'assigner à aucun des agents de la thérapeutique ordinaire. L'existence d'un état diathésique ou constitutionnel est une des indications les plus importantes et les plus spéciales du traitement thermal. Que ce soit à titre de curatif ou de simple modificateur, nous n'avons pas à l'examiner ici. Eu égard à l'indication, il suffit pour nous que ce soit à titre salutaire et supérieur aux autres médications.

Cependant nous devons éliminer la diathèse *cancéreuse*, contre laquelle les eaux minérales sont parfaitement impuissantes, et sur les manifestations de laquelle elles semblent plutôt exercer une influence fâcheuse. La diathèse *tuberculeuse*, bien que très-difficile également à saisir par elle-même, semblant dépendre de conditions générales mieux spécialisées que celles de la précédente, peut être, alors surtout que les manifestations en sont plus locales, enrayée ou ralentie dans sa marche.

Quant aux diathèses que représentent la *scrofule*, *l'herpetisme*, la *goutte*, *la gravelle*, le *rhumatisme*, c'est à leur sujet que les propriétés spéciales des eaux minérales se montrent avec le plus d'avantages.

Les eaux minérales qui ont à intervenir dans les cas de ce genre sont spécialement les eaux fortement caractérisées, telles que les sulfurées les plus fixes, les chlorurées fortes, les bicarbonatées sodiques, les eaux à thermalité élevée. L'action thérapeutique sera encore d'autant plus sûrement atteinte, que les agents accessoires de la médication thermale se rencontreront plus complets, les conditions climatériques et topographiques par exemple.

Reconstituante, elle s'adresse surtout aux phénomènes généraux de la nutrition, c'est-à-dire à l'élaboration du sang et à l'assimilation des principes immédiats.

Les maladies chroniques, nous offrent dans une foule de circonstances, des conditions fort peu définies, et que l'on peut exprimer par l'abaissement de l'organisme au dessous d'un certain degré : c'est la faiblesse ou mieux l'atonie. La convalescence des maladies aiguës, l'évolution des maladies chroniques, sont souvent entravées par la langeur de l'économie, la torpeur des fonctions, l'amoindrissement de la nutrition, en un mot. C'est à ces conditions qu'il faut opposer une médication *reconstituante,* qualification qui répond plutôt à l'objet recherché qu'elle n'exprime un ordre particulier. Or le traitement thermal offre pour cette action reconstituante des ressources multipliées.

Bien que les eaux nettement minéralisées, et actives par elles-mêmes, en soient effectivement les agents les plus surs; cependant on peut dire que la médication thermale tout entière y est propre, que souvent les adjuvants hygiéniques y prennent une part aussi grande que les principes minéralisateurs. Tout cela est une question d'application individuelle. Les eaux les moins minéralisées peuvent se trouver les mieux applicables, quant à l'affaiblissement de l'organisme se joint une excitabilité particulière du système nerveux. Dans tous les cas, ce que nous pouvons affirmer, c'est que toutes les fois qu'une médication reconstituante se trouve indiquée, les eaux minérales se présentent comme le moyen le plus puissant et le plus rapide dans ses effets. C'est sur ce terrain particulier que l'*hydrothérapie* se rapproche de la médication *thermale,* et le traitement *marin* paraît comme un intermédiaire qui emprunte à l'une et à l'autre de précieux éléments.

SUBSTITUTIVE, elle s'adresse aux grandes surfaces, muqueuses et périphériques, pour les modifier dans leur texture et dans leur activité.

La médication *substitutive* appartient plus encore aux

maladies aiguës qu'aux maladies chroniques ; cependant les inflammations chroniques et les dyscrasies des membranes muqueuses ou cutanées, en d'autres termes, les affections catarrhales, réclament souvent l'emploi de modificateurs qui semblent agir par une véritable substitution.

Les eaux sulfurées sont les agents les plus ordinaires de la médication substitutive. Les maladies de la peau et les affections catarrhales en sont l'objet le plus habituel ; mais ces eaux ne perdent pas pour cela la spécialisation de leur action contre l'herpétisme, ou affections dartreuses, élément essentiel d'un grand nombre de ces affections. Sans doute, dans l'action des chlorurées sodiques fortes, sur les manifestations du lymphatisme et de la scrofule, une action substitutive se joint souvent à leurs propriétés spéciales.

On remarquera que cette médication, beaucoup plus simple que les précédentes, se rattache bien plus directement à l'emploi méthodique d'une eau minérale appropriée, sans qu'il faille accorder la même importance à l'intervention des agents accessoires et complémentaires du traitement thermal, moyens balnéaires et conditions hygiéniques.

Résolutive, elle s'adresse aux appareils d'organes eux-mêmes, ou aux productions morbides, en introduisant des changements intimes dans la perforation des tissus.

La médication *résolutive* se trouve indiquée dans une foule de circonstances où la résolution d'un engorgement est réfractaire à l'action des agents ordinaires de la thérapeutique. L'indication des eaux minérales a trait plus souvent aux engorgements des organes eux-mêmes, foie, rate, utérus, etc,, qu'aux tumeurs indépendantes de ces derniers. Ceci est un fait d'observation. On voit chaque jour des engorgements du foie ou de la matrice ne céder qu'à l'application des eaux minérales, sans que l'on puisse croire avoir mis en jeu autre chose que leur action directement résolutive. Ceci s'obtient presque exclusivement des eaux chlorurées sodiques, bicarbonatées sodiques, sulfatées sodiques et des plus minéralisées d'entre elles.

Si la résolution des engorgements est difficile à obtenir, c'est, en général, par suite de quelque circonstance jusqu'à un certain point étrangère à leur propre évolution, c'est-à-dire qu'ils doivent leur persistance à l'existence d'un état diathésique ou constitutionnel prononcé, ou bien à un état général d'affaiblissement de l'économie, de langueur de l'organisme. L'indication résolutive est alors subordonnée à l'indication altérante ou à l'indication reconstituante. Ces cas rentrent donc parmi ceux que nous avons énumérés plus haut, et auxquels il faut presque toujours revenir lorsqu'il est question de rechercher les véritables applications de la médication thermale.

Sédative, elle s'adresse particulièrement au système nerveux et aux phénomènes dynamiques.

La médication *sédative* fournit les éléments d'une hydrothérapie tempérée, qui tend à ramener l'équilibre dans les fonctions sans entraîner de réaction vive, et dont la tolérance est généralement assurée, moyennant une direction méthodique. L'état névropathique, c'est-à-dire, la prédominance générale et presque toujours désordonnée du système nerveux, subit assez souvent une influence sédative difficile à obtenir par d'autres procédés. Cependant il ne faut pas se méprendre sur la portée de cette action, et considérer les eaux minérales comme de véritables antispasmodiques.

L'état névropathique est presque toujours entretenu ou exaspéré par quelque autre condition morbide, troubles fonctionnels, faiblesse, altération de la nutrition, de la composition du sang, prédominance constitutionnelle, ou diathésique. Nous rentrons encore ici dans les indications relatives à la médication altérante ou reconstituante. Mais les agents de ces médications ne sont plus applicables ici. Il faut s'en tenir à des eaux qui ne nous représentent que l'expression affaiblie de celles qui se fussent trouvées indiquées dans des circonstances plus favorables. La prédominance calcique dans les bases offre ce caractère remarquable d'amoindrir les propriétés excitantes, en même temps que l'activité thérapeutique, qui appartenaient aux eaux sodiques les plus rapprochées. La classe des sulfatées, en particulier, plus souvent calciques ou mixtes que sodiques, présente dans les eaux de *Foncaude*, d'*Ussat*, de *Bagnères*, d'*Encausse*, des types intéressants d'eaux minérales revendiquées par la médication sédative. On en trouvera d'autres encore parmi les sulfurées dégénérées, converties par leur transformation en de légères compositions alcalines fortement chargées de matières organiques. Enfin, la plupart des classes présentent, au bas de leur échelle de minéralisation, des eaux faiblement minéralisées qui appartiennent au même ordre d'applications.

Lorsque l'on voit les eaux chlorurées sodiques de Bourbonne et autres modifier profondément une constitution scrofuleuse, en éteindre les manifestations, et imprimer à une organisation profondément altérée une direction nouvelle; ou bien les eaux sulfureuses de Luchon, de Cauterets ou d'Amélie interrompre des manifestations cutanées ou muqueuses, que l'on rapportait à une diathèse herpétique; ou bien les eaux de Vichy enrayer la goutte la plus caractérisée, la réduire à sa plus simple expression, on a raison de dire que l'on assiste à une médication altérante, et cette expression est prise dans son sens vrai.

La médication *reconstituante* est également plus facile

à déterminer dans ses effets définitifs que dans son essence.

Cependant elle est un des caractères les plus généraux de la médication thermale, en même temps qu'un des moins contestables. Sans doute, les eaux à caractères formels, les sulfurées elles-mêmes, les chlorurées sodiques fortes, les bicarbonatées sodiques, surtout si le fer les accompagne, sont les agents les plus actifs de cette médication. Mais chacun des agents du traitement thermal, tels que nous les avons énumérés ailleurs, y prend sa part, et c'est à cette action si commune, à laquelle les bains les moins minéralisés, les simples circonstances de séjour et de régime ne sont pas plus étrangers que les eaux médicamenteuses, et les traitements les plus méthodiques, c'est à cette action si commune que le traitement thermal doit ses effets salutaires, dans une foule de cas où on l'emploie de la manière la plus banale et la moins réfléchie.

La médication *substitutive*, si manifeste dans certaines applications simples, comme le traitement ordinaire de certaines phlegmasies, l'ophthalmie, la pneumonie, etc., est beaucoup moins saisissable dans les applications des eaux minérales. Cependant le traitement des affections catarrhales, celui des maladies de la peau, de beaucoup d'affections intestinales, n'est autre qu'une médication substitutive, dont les eaux de toutes les classes peuvent être les instruments : ainsi les Eaux-Bonnes, celles de Cauterets, d'Enghien, dans la bronchite chronique; ces mêmes eaux, Luchon, dans les affections eczémateuses, celles de Niederbronn, de Vichy, etc., dans la dyspepsie, les diarrhées, les flux biliaires.

La médication *résolutive* est celle dont les caractères sont les plus simples, bien que le mécanisme n'en soit pas beaucoup mieux défini. On voit les engorgements abdominaux disparaître par l'usage des eaux de Vichy, les engorgements scrofuleux par celles de Bourbonne, de Salins.

La médication *sédative*, beaucoup moins simple que son nom ne semble l'indiquer, appartient surtout à des eaux thérapeutiquement peu caractérisées, comme les sulfatées calciques ou mixtes, Ussat, Encausse, Foncaude, Bagnères de Bigorre; ou faiblement minéralisées, comme Néris, Bains, Aix en Provence,

Mais ces divers caractères de la médication thermale se réunissent et se combinent le plus souvent ensemble. La médication substitutive se joint à la médication *altérante* dans bien des maladies de la peau. Le traitement de la phthisie suppose l'intervention multiple d'une médication altérante ou reconstituante pour modifier la constitution, substitutive pour éteindre le catarrhe, résolutive pour enlever les engorgements du tissu pulmonaire. Les eaux de Vichy ne sont pas moins résolutives qu'altérantes dans le traitement de la goutte, que reconstituante dans celui des cachexies paludéennes.

Telles sont les idées d'ensemble qu'il convient de se faire de la *médication thermale*, une et multiple à la fois, non moins remarquable dans sa généralisation que dans ses spécialisations.

Les agents balnéothérapiques ont pour objet de multiplier les modes d'administration des eaux, et, par ce moyen, de varier leur mode d'action sur l'organisme ou d'accroître la somme de leur activité. L'action de ce second terme du traitement thermal est de satisfaire à certaines conditions médicales, et aussi de suppléer au faible degré d'activité que certaines eaux minérales trouvent à emprunter à leur propre constitution.

Enfin le traitemet thermal n'est complet que lorsqu'il

s'accompagne de certaines conditions hygiéniques qui assurent au malade d'y rencontrer au moins un changement de milieu et d'habitudes qui vienne interrompre les circonstances au milieu desquelles sa santé s'était altérée. Il serait superflu d'insister ici sur toutes les conditions d'exercice, de distraction intellectuelle ou affective, qui peuvent aider puissamment l'action du traitement thermal.

Il est des individus dont la santé est particulièrement troublée par un séjour, ou par des occupations et des causes morales défavorables, et chez qui le traitement thermal, indiqué par les désordres fonctionnels et dominants, emprunte la plus grande partie de son efficacité aux conditions hygiéniques que les malades rencontrent à l'entour. Dans ce cas le choix de l'eau minérale n'est pas toujours très important. Les qualités communes à la médication thermale sont toujours recherchées. Il n'est pas besoin de moyens artificiels, ni d'agents balnéothérapiques. Mais il faut que des conditions hygiéniques particulières et appropriées dominent : l'éloignement, le repos, l'exercice, la distraction, la solitude. L'indication varie alors suivant les exigences individuelles, mais elle varie seulement dans la forme.

Tels sont les véritables points de vue auquel il convient de considérer le *traitement thermal*, si l'on veut se faire une idée exacte des moyens dont il dispose et des effets qu'il peut produire.

CHAPITRE X

Le traitement marin se compose de trois éléments bien distincts : l'un, auquel nul ne peut se soustraire, *l'atmosphère marine ;* un second, dont on fait habituellement le représentant trop exclusif de ce traitement, le *bain de mer ;* un troisième enfin trop négligé dans la pratique, *l'eau de mer* en boisson.

Nous avons exposé précédemment dans le chapitre V les qualités de l'atmosphère marine et les propriétés médicales qu'il est permis de leur attribuer, ainsi que la constitution du médicament que l'on trouve dans l'eau de mer.

Le bain de mer doit être envisagé lui-même sous deux points de vue, comme agent *hydrothérapique*, comme bain *médicamenteux*. Suivant que sa température sera plus froide et sa durée plus courte, l'action hydrothérapique dominera ; l'action médicamenteuse, si la température est plus élevée et la durée plus prolongée.

Comme la durée du bain dépend spécialement de la température de l'eau, et que celle-ci dépend elle-même et de la localité marine et de la saison, on voit tout de suite que l'idée du bain de mer est loin de représenter un ordre de faits toujours identique, et que, suivant les conditions dans lesquelles le bain de mer sera pris, on pourra avoir affaire à des médications fort différentes.

Lorsqu'on se plonge dans la mer, la première impression est en rapport avec la basse température et la densité du milieu qui vous environne, frisson, chair de poule, oppression, resserrement douloureux à la tête ; au bout de quelques instants, l'équilibre se rétablit, la réaction s'opère, et des sensations relativement agréables succèdent à l'impression pénible du début.

Si l'immersion est prolongée au-delà d'une durée convenable, le frisson reparaît avec oppression et anxiété, et s'accroît jusqu'à l'issue du bain. Il importe de ne pas attendre le retour du second frisson, et de sortir de l'eau dès l'instant qu'il se prononce, ou mieux encore avant qu'il ait eu le temps de se produire. A la sortie du bain, l'organisme réagit de nouveau, et, avec l'aide de l'exercice, ou s'il est nécessaire de frictions, de pediluves chauds, une vive chaleur se répand dans toute l'économie, ressentie surtout à la peau, et, sauf un peu de fatigue, un sentiment de force et de bien-être vous pénètre.

Les premiers bains de mer déterminent, en général, de l'excitation, de la fatigue, de la courbature, surtout s'il a fallu résister à une mer agitée ; des douleurs apparaissent dans les muscles, ou sur le trajet des nerfs, l'appétit se perd quelquefois. Mais au bout de cinq ou six jours, ces phénomènes disparaissent et font place à du bien-être, de la force, de la gaieté, en même temps l'appétit se développe, les sécrétions s'activent, particulièrement celles des reins, de la peau, des bronches. Mais si les bains sont trop multipliés, après quinze, vingt ou trente, suivant les individus, l'excitation, la courbature, les douleurs reparaissent, et si l'on ne s'arrête aussitôt, peuvent faire perdre tout le bénéfice des effets salutaires précédemment obtenus, ou même déterminer des conséquences plus fâcheuses encore.

Ces observations suffisent pour faire comprendre

combien un moyen thérapeutique qui entraîne de tels efforts de l'organisme demande à être usité avec circonspection, et dirigé avec prudence, si l'on veut en obtenir tous les effets salutaires qui doivent lui appartenir et éviter les inconvénients qui peuvent en résulter.

Les effets physiologiques primitifs du bain de mer peuvent être définis par la soustraction du calorique, la stupeur du système nerveux, le déplacement de la circulation. Corrigés par la réaction dont le mécanisme leur imprime précisément le caractère salutaire que l'on recherche, on se représentera facilement les conséquences graves qui doivent en résulter, s'il viennent à dominer par l'insuffisance ou la mauvaise direction de cette dernière. Il faut tenir compte dans la production de ces effets, de la température, de la densité du milieu, de l'agitation de la mer, de sa constitution saline.

Les effets que nous avons attribués au bain de mer sont ressentis différemment suivant les conditions physiologiques ou les maladies préexistantes. La réaction est plus lente et plus difficile chez les sujets très jeunes ou approchant de la vieillesse, lymphatiques ou très affaiblis. Les effets perturbateurs sont plus à craindre chez les individus sanguins ou névropathiques, ou inhabitués. C'est d'après de telles considérations que sera dirigée la pratique des bains de mer.

On préfère généralement la matinée pour l'heure du bain. Cependant il est des circonstances où il vaut mieux attendre que le soleil ait réchauffé la surface de la mer. La durée du bain varie beaucoup suivant les cas, et surtout suivant la température de l'eau, c'est-à-dire la saison et la localité. A Dieppe, la durée moyenne dn bain est de cinq minutes, à Biarritz de dix à vingt minutes. Sur la plage d'Arcachon, les enfants peuvent demeurer une heure entière à jouer, la moitié du corps plongée dans la mer. La température moyenne de l'Océan est de 16°; celle de la Méditerranée, à Cette, a été trouvée de 22°, pendant la saison consacrée aux bains de mer.

L'usage interne de l'eau de mer nous paraît devoir être prescrit plus souvent qu'on ne le fait. On peut y recourir à titre de médicament altérant ou de médicament purgatif. La dose laxative est de deux à quatre et même cinq verres; la dose altérante est beaucoup plus faible et relative à la tolérance de l'estomac. Elle est administrée avec grand succès, chez les individus lymphatiques et scrofuleux.

L'eau de mer est encore administrée en douches, en lavements, en douches vaginales. Bien que tout à fait accessoires dans un semblable traitement, ces derniers moyens en particulier peuvent certainement rencontrer des applications très utiles.

Le bain de mer doit être considéré comme un fortifiant, dont l'action est très vive et en même temps très intime, par suite de la perturbation momentanée qu'il exerce sur l'organisme, et par suite de qualités médicamenteuses inhérentes au bain lui-même et à l'atmosphère qui l'accompagne. Dans l'état de santé lui-même, il ne sera pas absolument indifférent de rechercher le bain froid, agité, à vives réactions, de certains plages, ou le bain tiède et tranquille de certaines autres. Un choix judicieux devrait donc présider à ce qui n'est généralement qu'une affaire de mode ou de distraction.

Les services que les bains de mer et le séjour marin ont à rendre à certaines organisations affaiblies consécutivement par des accidents de santé, maladies chroniques, hemorrhagies, ou des excès de travail ou de plaisir, ou primitivement par une constitution molle, lymphatique, se trouvent sur la limite de l'action hygiénique et de l'action thérapeutique des bains de mer.

La médication marine présente le double caractère d'une médication *reconstituante* et d'une médication *altérante*. Bien qu'il y ait une combinaison intime entre les éléments qui déterminent ces propriétés, comme entre les effets qui en résultent, nous pouvons dire que l'action reconstituante dépend surtout des qualités *hydrothérapiques* du traitement marin, et l'action altérante de ses qualités médicamenteuses.

Si la médication marine est essentiellement *reconstituante* et *altérante*, c'est par l'intermédiaire de ces propriétés qu'elle devient dans certains cas, *résolutive* ou *substitutive*, quelquefois même *sédative*.

Tout ce que nous avons exposé ailleurs touchant les caractères de la *médication thermale* et des *indications* qui s'y rapportent est exactement applicable à la médication marine.

La *constitution lymphatique*, l'*enfance*, le *sexe féminin*, voilà son domaine spécial. Mais comme ces diverses conditions ne sont pas par elles-mêmes favorables à la réaction, elles s'accommodent plus communément des bains de mer chauds, ou des plages tièdes et tranquilles. Quant aux *scrofules*, le traitement marin doit être considéré plutôt comme un adjuvant précieux à leur traitement que comme un moyen suffisant pour enrayer la diathèse ou en corriger les principales manifestations. La médication thermale appropriée présente à ce sujet des ressources infiniment supérieures.

La *puberté* constitue, dans les deux sexes, indépendamment de toute prédominance diathésique ou constitutionnelle spéciale, une période critique à laquelle la défaillance de l'organisme assigne souvent un caractère d'une gravité considérable, eu égard aux époques ultérieures. Le traitement marin offre alors des ressources d'une haute portée. Mais c'est ici l'action hydrothérapique et les phénomènes intimes qu'elle développe dans l'exercice des fonctions les plus directement en jeu dans la puberté, qu'il faut surtout rechercher. On recourra donc, de préférence, dans la généralité des cas, aux bains froids et actifs auxquels certaines plages se prêtent par excellence.

Nous en dirons autant d'une multitude d'états morbides qui, sans solliciter d'indications spéciales par eux-mêmes, se rattachent à l'affaiblissement général de l'organisme, à l'insuffisance du sang, à la dépression du système nerveux. Cette *atonie* générale de l'économie, ou spéciale de quelques-uns de ses grands appareils, à laquelle président surtout des causes hygiéniques ou affectives, atteint les meilleures constitutions et peut survenir à toutes les époques de l'âge adulte ou viril. Lorsque le système desorganes de la génération en a subi particulièrement l'empreinte, elle se traduit par l'impuissance ou la stérilité.

Si cet état d'atonie n'est pas porté à un degré trop considérable, l'action hydrothérapique des bains de mer lui est parfaitement appropriée, et nulle comparaison ne saurait s'établir alors entre les ressources que présentent les éléments multiples dont elle se compose, et l'intervention isolée de l'hydrothérapie proprement dite. Mais si la dépression de l'organisme a dépassé une certaine mesure, il faut craindre de se heurter contre une insuffisance formelle de réaction. Le bain de mer tempéré, ou mieux encore les eaux minérales appropriées, seront indiqués alors. Et c'est dans les cas de ce genre que la combinaison de ces deux ordres de moyens peut être recherchée avec avantage, et qu'un traitement thermal peut servir utilement de préparation au bain de mer.

Si le traitement marin attire essentiellement à lui l'état lymphatique et tout ce qui s'y rattache, les constitutions différentes se prêteront d'autant moins à son intervention qu'elles seront plus prononcées. Ainsi la prédominance formelle d'une constitution sanguine, bilieuse et nerveuse ; et nous entendons par constitution le développement excessif des caractères propres à chacun de ces tempéraments, suffît par elle-même pour contre-indiquer le bain de mer. On peut être assuré du moins qu'en se guidant d'après une telle proposition, ou évitera bien des applications inopportunes du traitement marin.

CHAPITRE XI

SAISON ET OPPORTUNITÉ DU TRAITEMENT
THERMAL

La saison thermale comprend le temps pendant lequel un établissement thermal reçoit des malades. Nous examinerons ici quelles sont les saisons les plus favorables à l'administration du traitement thermal, et du traitement marin.

C'est une croyance généralement répandue que les eaux minérales ne doivent être prises qu'à des époques déterminées, généralement assez restreintes et à-propos desquelles on confond trop aisément l'usage médical des eaux, avec les convenances administratives des établissements, ou bien avec le cortège de distractions et de plaisirs qui, dans beaucoup de localités thermales, font partie intégrante de la question hygiénique et thérapeutique.

Au point de vue de l'action thérapeutique des eaux considérées en elles-mêmes, il est évident que la saison qu'il fait ne saurait changer en aucune façon la manière dont elle s'exerce. Quelque idée que l'on se fasse de l'action intime et moléculaire des eaux, on ne saurait admettre que cette action change suivant la saison et se trouve soumise elle-même aux influences atmosphériques.

Mais il est des circonstances relatives au mode d'administration des eaux minérales, ou bien aux conditions particulières des malades, qui ne sont pas aussi indépendantes de la saison. Ainsi, une saison froide se prêtera mal à l'usage des bains, douches, étuves. Le traitement à peu près exclusivement externe de Néris, Luxeuil, Plombières, Bourbon-Lancy, ne sera donc convenablement administré que pendant l'été; tandis qu'un traitement surtout interne, comme celui de Vichy, de Contrexeville, le Vernet, Amélie-les-Bains, pourrait, sans inconvénient, être suivi à n'importe quelle époque de l'année.

Les relations de convenances entre la saison et la maladie qu'il s'agit de traiter offrent plus d'intérêt encore, parce qu'elles ont à être prises en considération dans des circonstances plus fréquentes. Les malades doivent être envoyés près des stations thermales dans les saisons les plus favorables à l'affection dont ils sont atteints; c'est-à-dire qu'on choisira pour les rhumatismans, les scrofuleux, les diabétiques, les moments les plus chauds de l'année, et que l'on évitera, au contraire, ces mêmes époques pour les individus atteints d'affections du foie et des intestins. Ces exemples suffiront pour faire comprendre la portée d'une telle recommandation, fort éloignée, comme on le voit, de la règle banale et non raisonnée qui préside à la recherche uniforme des établisséments thermaux pendant les mois les plus chauds, juillet et août.

Il importe encore de tenir compte des circonstances de climat ou de localité, qui ne permettent quelquefois l'abord d'une station thermale que pendant un temps fort limité, ainsi pour Baréges, le Mont-Dore et en général les stations situées à une altitude considérable.

Le résultat d'une médication dépend souvent du moment où elle est appliquée, et le traitement des maladies chroniques ne suppose pas sur ce sujet des règles moins sévères que celui des maladies aiguës.

Les eaux minérales prises en boisson, près ou loin de la source, peuvent être employées quelquefois dans le cours des maladies aiguës, par exemple, dans la bronchite, quelquefois dans l'angine, ou même dans la pneumonie, dans le cours de fièvres graves; mais ce n'est guère que dans la période de décroissance ou de résolution, alors que les phénomènes fébriles ont cessé de se montrer. Les eaux sulfurées ou bien les eaux bicarbonatées faibles sont celles qui trouvent surtout alors leur application.

Si l'on entend parler du traitement thermal considéré dans son ensemble, nous dirons que les eaux minérales ne conviennent pas dans les maladies aiguës, ni vis-à-vis les phénomènes d'acuité qui peuvent se montrer dans le cours des maladies chroniques.

Les maladies chroniques se présentent sous l'une ou l'autre des conditions suivantes : ou elles suivent une marche continue, ou elles se montrent sous forme de manifestations passagères.

La continuité de la marche des maladies chroniques ne suppose que rarement un état régulièrement uniforme ou une progression constante. Dans l'un et l'autre cas, on observe des temps d'arrêt, dus, soit à l'interruption des causes morbides, soit à une influence thérapeutique, soit à l'intervention de l'organisme lui-même. Une maladie indéfiniment croissante, et qui n'offre pas de ces temps d'arrêt, est en général absolument au-dessous des ressources de l'art.

C'est pendant ces temps d'arrêt, où la cause de la maladie semble sommeiller, où l'évolution morbide s'arrête, qu'il faut saisir pour l'application des eaux minérales. On comprend que le point de vue actuellement exposé s'étend bien au-delà des accidents aigus qui peuvent survenir dans le cours des maladies chroniques.

Les maladies chroniques ne procèdent souvent que par manifestations transitoires. C'est là le fait ordinaire d'affections diathésiques ou constitutionnelles : il en est ainsi de la goutte, des coliques néphrétiques dans la gravelle, des rhumatismes, des névroses, de certains exanthèmes, et même de certaines affections qui ne présentent pas le même caractère constitutionnel, telles que les catarrhes des muqueuses respiratiores ou urinaires en particulier, des calculs biliaires, coliques néphrétiques, etc.

L'opportunité du traitement thermal est facile à saisir dans les cas de ce genre. Elle est d'autant plus précise que la maladie est actuellement plus silencieuse, et qu'un temps plus long s'est écoulé après ses manifestations passées, ou pourra s'écouler, d'après les prévisions qu'il est permis d'établir, avant ses manifestations futures.

Nous pouvons assurer que de l'inobservance des règles que nous établissons dépendent presque constamment les résultats stériles, et surtout les résultats nuisibles, que l'on peut reprocher à l'emploi des eaux minérales, et que lorsqu'on voudra s'y soumettre avec exactitude, on ne manquera pas d'obtenir du traitement thermal tous les effets favorables que l'on sera en droit d'attendre dans un cas donné.

La convalescence, qui est un état intermédiaire à la maladie qui a cessé et à la santé qui n'existe pas encore, offre un certain nombre de points communs avec les affections chroniques. Nous n'avons pas à entrer dans le détail des phénomènes qui l'accompagnent et qui varient nécessairement avec ceux de la maladie qui l'a précédée.

Les eaux minérales seront indiquées toutes les fois qu'il faudra aider l'économie à reprendre des forces perdues, ou bien la relever du ressentiment d'ébranlement et d'impressionnabilité qu'elle garde souvent pendant un temps très long. Il en sera de même lorsque, concurremment avec les conditions générales du sujet, l'exercice de certaines fonctions aura diminué ou disparu. Restituer, par exemple, à la peau ses propriétés respiratoires, à l'estomac sa faculté de sécrétion et de digestion, au système nerveux l'équilibre de ses influences, enfin, et par dessus tout, redonner au sang des qualités qui le rendent propre à l'entretien et au jeu régulier de la vie.

Les eaux soit ferrugineuses *Luxeuil*, soit sulfurées *Luchon*, *Cauterets*, *Amélie*, *Ax*, *St-Sauveur*, soit chlorurées sodiques, *Bourbonne*, *Bourbon l'Archambault*, *Uriage*, présentent à ces divers points de vue des ressources incontestables.

Si la convalescence est entravée par une grande irritabilité, comme cela se voit à la suite de fièvres graves d'une certaine durée, particulièrement chez les enfants et chez les femmes, les eaux thermales à faible prédominance, soit sulfatées sodiques, *Plombières*, *Bains*, *St-Gervais*, soit sulfatées calciques, *Bigorre*, *Uussat*, *Bagnols*, soit chlorurées sodiques, *Bourbon-Lancy*, *Luxeuil*, sont indiquées avec avantage. Dans les cas où les accidents dyspeptiques l'emporteraient sur tous les autres, les eaux bicarbonatées sodiques *Vichy* doivent être préférées. Enfin, *les bains de mer* s'appliquent à des circonstances déterminées, là surtout où le lymphatisme imprime son cachet. Il devient inutile d'insister sur le bénéfice que les convalescents trouveront dans le déplacement, le voyage, l'air salutaire des champs, des montagnes ou des côtes, et dans le repos où les distractions d'un genre calme que peuvent offrir les diverses stations auxquelles on les adressera.

L'altitude des stations thermales est une circonstance qu'il importe de ne pas négliger, à l'endroit de l'opportunité du traitement thermal, d'autant qu'un grand nombre d'eaux minérales appartenant à des régions montagneuses se trouvent situées à une élévation considérable.

Les stations thermales les plus élevées de France, sont celles de Barèges, à 1,270 mètres; le Mont-Dore, à 1,052 mètres, Cauterets 992 mètres, la Bourboule à 857 mètres, les Eaux-Bonnes à 638 mètres.

L'altitude absolue n'est pas seulement à considérer, mais encore l'altitude relative : ainsi Paris n'étant qu'à 50 mètrss au-dessus du niveau de la mer, se trouve fort au-dessous de stations qui n'appartiennent pourtant pas à des pays de montagnes, comme Néris à 240 mètres, Vichy à 245 mètres, Bourbonne à 280 mètres, Plombière à 421 mètres, Allevard à 475 mètres, qui offrent des exemples d'altitudes moyennes.

Ce qui caractérise surtout l'action physiologique d'une altitude considérable, c'est l'excitation qu'elle apporte dans les fonctions de la digestion et de la circulation, ainsi que dans le système nerveux; d'où résulte un redoublement d'activité dans les phénomènes qui endépendent, sécrétions, fonctions de la peau, etc.

On peut dire d'une manière générale que l'altitude de certaines stations est une circonstance qui vient concourir dans un sens favorable, à l'action du traitement thermal. Ainsi les dyspeptiques, les scrofuleux, les anémiques, qui affluent en si grand nombre dans les établissements thermaux, trouvent certainement, s'ils viennent de régions rapprochées du niveau de la mer, une condition très salutaire et presque thérapeutique par elle-même, dans le séjour d'une localité élevée.

Si le séjour dans une localité très élevée a pour effet de surexciter les fonctions digestives, circulatoires et nerveuses, et si de telles propriétés sont éminemment salutaires aux individus lymphatiques, affaiblis, cachectiques, elles ne seront pas moins nuisibles à ceux qui sont disposés aux inflammations ou aux congestions actives, ou à l'exaltation du système nerveux. Il y a donc là une série de contre-indications sur lesquelles nous ne saurions trop appeler l'attention, car on n'en tient pas en général un compte suffisant. Il ne faut pas seulement considérer la disposition générale des individus, mais les dispositions locales qui peuvent naître de tel ou tel état organique.

Chez les phthisiques disposés aux congestions pulmonaires et partant à l'hémorrhagie, ou bien au retour d'accidents aigus et fébriles, une altitude élevée est une condition nuisible, qui peut compliquer d'une manière fâcheuse l'administration d'un traitement déjà difficile par lui-même.

Sous ce rapport, le Mont-Dore, Cauterets, nous paraissent dans des conditions qui devront souvent leur faire préférer Allevard, même les Eaux-Bonnes. Nous en dirons autant des asthmes secs, avec emphysème, et surtout lésions organiques du cœur ou des gros vaisseaux, en supposant que ces dernières circonstances ne fournissent pas par elles-mêmes une contre-indication formelle à l'emploi des eaux minérales. Ces exemples suffisent pour faire comprendre l'importance que l'on doit attacher à la considération de l'altitude dans le choix d'une station thermale.

CHAPITRE XII

DIFFÉRENTS MODES D'ADMINISTRATION DES EAUX MINÉRALES

On se propose un double objet par l'administration des eaux minérales considérées comme médicaments : 1° faire pénétrer dans l'économie certains principes médicamenteux ; 2° modifier certains organes, d'une manière médiate ou immédiate, par une application directe. Au premier objet se rattachent l'*usage interne* des eaux et les *bains*. Au deuxième appartiennent encore les *bains* et les *douches*.

L'usage des *gaz* et des *vapeurs* peut également être adressé à l'une ou l'autre de ces indications, suivant que l'on se propose d'agir sur la peau dans les *bains d'étuve*, ou sur la muqueuse respiratoire par l'*inhalation*. C'est la combinaison de ces différents éléments qui constitue le *traitement thermal*.

Nous passerons successivement en revue ces différents modes d'administration des eaux minérales.

USAGE INTERNE DES EAUX MINÉRALES. La dose et le mode d'administration des eaux varient suivant la nature et la proportion de leur minéralisation, suivant les maladies auxquelles on les adresse, et les indications que l'on veut remplir. Il est rare qu'une eau à température plus élevée que celle du sang soit d'un usage convenable; il arrive souvent qu'il est impossible. Il faut alors, ou la laisser refroidir, et il n'est guère d'eaux qui ne s'altèrent en quelque chose par le refroidissement, ou la couper avec de l'eau froide, douce ou minérale, ce qui ne peut guère encore avoir lieu sans lui faire subir une certaine altération.

Les eaux minérales s'administrent en général, par verrées ou demi-verrées, c'est-à-dire par des doses de 100, 200 ou 250 grammes. Ces doses sont prises à des intervalles d'un quart d'heure; habituellement à jeun le matin, souvent à une seconde période de la journée, dans l'après-midi; quelquefois, aussitôt après les repas. Il convient dans tous les cas de se livrer à un exercice modéré

Il arrive souvent des accidents intestinaux qui résultent de l'abus des eaux minérales en boisson, surtont des eaux purgatives ou bicarbonatées. L'usage interne des eaux chez des individus bien portants, peut troubler le plus souvent à un haut degré et pour long-temps les fonctions digestives. Des diarrhées et quelquefois des entérites graves résultent aisément des excès de ces boissons.

Enfin, chez les individus disposés aux fluxions actives, en particulier vers le cerveau ou la poitrine, surtout s'ils se trouvent sous l'influence d'une diathèse à manifestations mobiles, un usage immodéré des eaux en boisson, peut déterminer des effets *perturbateurs*, desquels résultent les accidents les plus graves, des apoplexies, des morts subites, soit pendant le traitement thermal, soit à la suite. Il suffit que l'on n'ait pas eu égard à l'inopportunité des eaux, pour que d'aussi funestes résultats surviennent, même pendant ou après un traitement méthodiquement dirigé.

BAINS. — Le bain thermal agit de deux manières :

4*

1º en faisant pénétrer dans l'économie les principes médicamenteux dont il est chargé; 2º en excitant la superficie de la peau. Comme le tégument externe offre une immense surface à l'absorption, et que d'une autre part les modifications physiologiques apportées à cette même surface exercent un retentissement considérable sur le reste de l'organisme, on s'explique la remarquable efficacité qui doit être attribuée au traitement thermal dans un grand nombre de maladies.

On admet que lorsque la température de l'eau, est sensiblement identique avec la température du sang, elle n'est pas absorbée, et que le corps perd de son poids; qu'au dessous de la température du sang, l'absorption s'opère au contraire activement, et le corps augmente en poids. Quant à la pénétration des sels, les résultats obtenus par les expérimentateurs ont présenté des différences assez notables.

Mais il ne faut pas considérer le bain thermal uniquement sous le rapport des principes minéralisateurs qu'il renferme. Ce bain agit encore à titre d'agent hydrothérapique, il agit par sa température, par sa densité, par sa durée, par l'exercice qu'on y fait, etc, conditions plus ou moins en rapport avec le milieu où l'on se baigne, la baignoire ou la piscine.

La température du bain, pour peu qu'elle dépasse notablement, en plus ou en moins, la température du sang exerce une action qui souvent domine entièrement celle de l'eau minérale elle-même. Le bain *plus chaud*, est *stimulant;* le bain plus *frais* est sédatif. De sorte que, si l'on veut exprimer l'action physiologique des bains minéraux, il faut toujours faire abstraction de la température à laquelle ils seront pris.

Nous ferons remarquer que les bains d'eau minérale laissent, en général, après eux une faculté de réactions externes ou internes, contre des conditions atmosphériques mauvaises, une sensation de force et de bien-être, tout opposées à la mollesse et à l'affaiblissement que déterminent chez beaucoup de personnes les bains d'eau douce tiède.

Il est rare, en dehors du traitement du rhumatisme, qu'on recherche dans les bains minéraux une température élevée, on ne les administre en général à une température basse que dans les névroses.

Mais en général, une température moyenne et agréable, de 30 à 35 degrés, suivant les cas et surtout suivant les individus, est celle qui doit être le plus habituellement recherchée. La durée du bain varie nécessairement suivant sa température; une température extrême ne permet que des bains très courts.

Suivant la nature de l'eau minérale et suivant les cas où on l'emploie, le bain durera un quart d'heure, une demi-heure, une heure le plus souvent, quelquefois plusieurs heures de suite. C'est surtout dans les maladies de la peau, dans les rhumatismes aussi, que les bains prolongés sont utilisés. Les bains minéraux prolongés sont indiqués lorsqu'il s'agit de combattre un état diathésique profond, ou lorsqu'on recherche une action résolutive considérable.

L'exercice dans le bain est un moyen de multiplier singulièrement l'action du bain, mais trop souvent négligé. L'exercice peut être développé jusqu'à la gymnastique, soit certains mouvements déterminés soit la natation. Cela s'usite surtout dans les maladies articulaires, néanmoins dans un grand nombre de cas purement diathésiques, on en tirerait encore de grands profits.

Mais on ne peut prendre de bains très prolongés, que dans des *piscines*, et beaucoup d'établissements thermaux sont à tort dépourvus de piscines.

Les frictions, le massage et les percussions sont encore d'une grande efficacité à la sortie des bains, et se pratiquent avec un grand succès à Aix en Savoie, Luchon, Uriage, Plombières, etc.

DOUCHES. Dans les *douches,* la qualité de l'eau perd beaucoup de son importance. Ce qui intéresse surtout, c'est le fait de la *percussion,* modifiée par la forme, la température, l'énergie et la durée. L'indication des douches ne saurait être déduite en rien de la nature de l'eau minérale. Ce mode accessoire de l'administration des eaux minérales n'est pas en général suffisamment développé et mis en usage.

Les douches répondent à deux ordres d'indications : douches résolutives, douches révulsives. Les douches *résolutives* ont pour objet d'aider à la résolution d'un engorgement ou d'un travail morbide quelconque, en développant un surcroît d'activité dans l'organe malade et dans les tissus environnants. Les douches *révulsives* répondent à des indications variées, suivant surtout la région où on les adresse.

Sur les extrémités refroidies, pour y rappeler la chaleur et la circulation; sur la région rachidienne, pour stimuler le système nerveux; sur les membres pour en ranimer la tonicité; sur la surface cutanée, pour relever les fonctions de la peau.

Cependant il ne faut pas oublier que les douches sont essentiellement stimulantes, et qu'à ce titre, elles peuvent rencontrer de fréquentes contre-indications.

DOUCHES ASCENDANTES. Les douches ascendantes sont, comme les autres, résolutives ou directes, révulsives ou indirectes. On doit les distinguer, suivant leur siège, en rectales et vaginales, ou *internes ;* anales, périnéales et vulvaires, ou *externes.*

Les douches rectales sont *directes* ou *résolutives,* quand on les emploie pour combattre la constipation, des engorgements utérins ou prostatiques ; *indirectes ou révulsives*, quand c'est pour développer les vaisseaux hémorrhoïdaux, pour combattre la vénosité abdominale, etc,.

Les douches vaginales sont employées pour combattre les engorgements de l'utérus, la leucorrhée, *(résolutives)*; pour rappeler ou développer les règles *(révulsives)*.

Inhalation. l'Inhalation a pour objet d'introduire dans l'appareil respiratoire des gaz ou des vapeurs, dans le but d'y exercer une médication locale appropriée. L'inhalation se pratique surtout près des eaux *sulfureuses;* on y a encore recours près de certaines eaux *bicarbonatées*, ou *chlorurées;* enfin on utilise encore dans ce sens le *gaz acide carbonique.*

L'inhalation est sèche ou humide, chaude ou froide, et constitue essentiellement une médication topique, émolliente et sédative qui s'adresse exclusivement aux affections de l'appareil respiratoire.

Les inhalations sont simplement un mode complémentaire du traitement thermal, qui, multipliant les points d'absorption et les points de contacts sur l'organe malade, en multiplient également l'action physiologique et curative. Elles se trouvent naturellement indiquées dans les affections catarrhales de la gorge, de la poitrine, qui réclament les eaux sulfureuses.

Les inhalations faites avec l'acide carbonique ont été préconisées dans les angines-granuleuses, et surtout dans l'asthme, avec prédominance de l'élément névropathique sur l'élément catarrhal. C'est dans ce dernier cas que l'on a observé les meilleurs résultats de cette médication.

Bains et Douches de vapeurs. L'étuve, le bain, la douche de vapeur, considérées en dehors de l'inhalation, ne présentent que peu de particularités à noter

en pratique thermale. Sans nier que les vapeurs chlorurées ou sulfureuses empruntent à la qualité de ces
eaux quelques propriétés spéciales, on peut établir
cependant que les bains et douches de vapeurs, près
des stations thermales, sont employés avec succès, et
agissent à peu de chose près comme les bains et douches
de vapeurs simples.

Le bain de *gaz carbonique* agit sur la périphérie,
en activant la circulation nerveuse, en ramenant la
caloricité, et, d'une façon plus intime, en restaurant
les forces musculaires affaiblies.

La douche est employée à titre d'anesthésique dans
les névroses douloureuses, et si son action curative à
besoin d'être démontrée, on ne peut contester qu'elle
n'agisse comme un moyen palliatif précieux.

BOUES MINÉRALES. On appelle ainsi des terres délayées par les eaux minérales, et imprégnées de principes gazeux et salins que celles-ci y laissent en passant.
On y trouve des sels de chaux, de magnésie, de fer,
et presque toujours un peu d'hydrogène sulfuré provenant de la décomposition des sulfates.

Les malades tiennent pendant un temps déterminé tout
le corps ou une partie du corps plongé dans ces boues;
de là ils vont se plonger pour se laver dans l'eau
minérale.

Les *boues minérales* sont à peu près exclusivement
employées à titre de stimulant ou résolutif, dans les
rhumatismes très atoniques, les engorgements scrofuleux,
articulaires surtout, certaines maladies de la peau, les
plaies rebelles à la cicatrisation.

On fait usage des Boues minérales, à *Aix* en *Savoie,
Bagnols, Barbotan Bourbonne, Dax, St-Amand,
Uriage,* et *Ussat.*

Les bains, les douches, les injections, les bains de
vapeur, mal administrés ou contre-indiqués peuvent

aggraver les maladies. Non seulement les douleurs habituelles se réveillent, les fonctions altérées se troublent davantage, mais, lorsque surtout il s'agit de lésions graves dans la poitrine, dans l'abdomen, un coup de fouet peut être donné à la maladie, et des accidents irrémédiables en résulter.

CONDITIONS HYGIÉNIQUES. La médecine possède deux sortes de moyens pour conspirer avec l'organisme au rétablissement de la santé : les uns consistent dans l'emploi de médicaments ou de procédés thérapeutiques; les autres dans des pratiques purement hygiéniques, et ces divers ordres de moyens peuvent suivant les circonstances, être usités séparement ou combinés ensemble; car l'hygiène peut, aussi bien qu'une médication proprement dite, et quelquefois à un bien plus haut degré, entraîner dans un organisme altéré des modifications salutaires, c'est-à-dire une impulsion vers le retour aux conditions normales

Le changement de milieu, tel est le fait qui domine les inflences hygiéniques, considérées comme adjuvant des eaux minérales : aussi, toutes choses égales d'ailleurs, devra-t-on faire choix de stations thermales qui par l'éloignement, le climat, le caractère du site, les habitudes mêmes de la localité, différeront le plus du séjour du malade. C'est sourtout dans le traitement des maladies *diathésiques et constitutionnelles*, que de semblables conditions seront réclamées avec sollicitude.

Le repos d'esprit, l'éloignement des affaires, l'interruption d'un labeur journalier, l'attrait, ici, d'une contrée sauvage et d'une solitude active, là, d'une société brillante et de plaisirs mondains, agissent puissamment sur certains organismes. L'influence d'une médication sera souvent doublée par l'heureuse appropriation de ces conditions variées au caractère et aux penchants des individus.

EXERCICE. L'exercice pris dans le sens hygiénique, à une acception très large ; pour un homme de cabinet, pour une femme rêveuse ou indolente, le simple séjour aux eaux minérales entraîne un exercice considérable. Les nécessités même du traitement, l'obligation, de se promener en buvant les eaux, le lever matinal, cela seul constitue déjà une dérogation importante aux habitudes de la vie. Mais nous ne saurions trop insister sur la convenance de développer, autour des établissements thermaux, tous les moyens de faciliter l'exercice et d'y entraîner par le plaisir et par l'exemple. Un des avantages des eaux situées dans les montagnes, c'est de solliciter par la beauté des sites, par le charme et l'imprévu des promenades, par l'entraînante séduction des courses à cheval, des habitudes d'une haute portée sous le rapport hygiénique et thérapeutique.

CHAPITRE XIII

REVUE MÉDICALE DES PRINCIPALES STATIONS
THERMALES DE FRANCE

D'après le *Dictionnaire général des eaux minérales*, la France possède 89 stations d'eaux sulfurées,
54 d'eaux chlorurées, 78 d'eaux bicarbonatées, 28 d'eaux
sulfatées, 194 d'eaux ferrugineuses. Ces eaux minérales
si nombreuses, et dont le catalogue complet est assez
étendu pour faire reculer l'observateur le plus labo-
rieux, s'ils'imagine qu'à chacune d'elles appartiennent
des propriétés et des applications particulières, ilfaut bien
savoir qu'elles se rapportent à une proportion relativement très restreinte de types chimiques et d'applications
médicales. Cette multitude d'eaux minérales qui sortent
chaque jour de terre, et viennent réclamer une place dans
la matière médicale, ne représentent pas, comme on
pourrait le croire, une richesse pour la thérapeutique. La plupart ne sont qu'une superfluité, beaucoup
un embarras même, par leurs prétentions légitimes
ou non, qui tendent à détourner l'attention des stations connues, éprouvées et suffisantes pour la matière
médicale. Ce n'est que ces dernières que nous passerons en revue, et on verra que cette étude peut
être singulièrement simplifiée au profit de la netteté

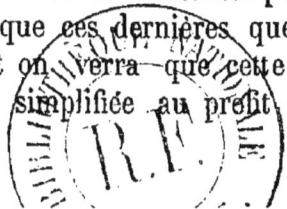

5

des idées, de la mémoire, et, par suite, des applications qu'on en peut faire.

AIX EN PROVENCE (Bouches-du-Rhône). *Eau bicarbonatée calcique*, deux sources. Température : source de *Sextius*, de 54°,16 à 56°,87 ; de *Barret*, de 20°,6 à 21°,50. Ces sources sont solidaires les unes des autres.

Les eaux d'Aix sont, sous le rapport de la température, des mieux partagées parmi les eaux bicarbonatées calciques ; et si elles ne possédaient pas une température aussi élevée, on serait tout disposé à les considérer comme des eaux douces, d'autant plus que la proportion de leurs principes salins est très voisine de celle des eaux de rivières.

Les eaux d'Aix représentent une hydrothérapie tempérée et sédative, qui s'accommode parfaitement à certains cas de névrose générale, de névropathie où prédominance désordonnée du système nerveux, de rhumatisme nerveux, de convalescence, et de vieilles plaies ou ulcères chroniques des membres inférieurs.

Il y a un établissement thermal bien installé, et l'abondance des eaux permet d'y prendre des bains à eau courante.

AIX-LES-BAINS (Savoie). Altitude 258ᵐ. *Eau sulfurée sodique.* Température 45° à 45°. Deux sources : l'une dite de *Soufre*, l'autre d'*Alun*. On a prétendu que les eaux d'Aix étaient peu sulfurées, il serait plus vrai de dire qu'elles perdent rapidement leurs principes sulfureux. Aussi déposent-elles beaucoup de soufre, et de l'acide sulfurique en quantité, lequel va se déposer, en formant des sulfates sur les murailles, le fer, le bois qu'il rencontre.

Les eaux d'Aix ne sont employées en boisson que d'une manière secondaire, et suivant nous, la station d'Aix peut être considérée jusqu'à un certain point comme fournissant surtout une médication hydrothérapique thermale. Ceci veut dire que nous plaçons tout au second rang, les propriétés médicamenteuses inhérentes à la constitution propre de ces eaux.

Il résulte de là que, lorsqu'on recherche une médication diathésique proprement dite, au sujet des affections catarrhales, dépendantes d'une disposition constitutionnelle, ou au sujet des dartres ou de la scrofule, ce n'est pas en général aux eaux d'Aix, à titre d'eaux sulfureuses, qu'il conviendra de recourir.

Mais dans les rhumatismes de toutes sortes, la goutte, dans les paralysies rhumatismales, dans la syphilis, la phthisie, dans certaines maladies de la peau, la chlorose, dans certaines formes purement externes de la scrofule, les affections utérines, dans les affections dépendantes de plaies ou de blessures, les eaux d'Aix conviennent parfaitement, du moment qu'elles ne sont pas appelées à fournir une médication précisément reconstituante.

L'établissement thermal d'Aix, est richement pourvu de douches et d'étuves de toute espèce. L'application de ces agents balnéothérapiques, usités à des températures élevées et sous des formes très énergiques et maniés avec une grande habileté, caractérise surtout la médication représentée par les eaux d'Aix. On y a installé des appareils d'inhalation et de humage, deux vastes bassins de natation et de gymnastique balnéaire.

Aix possède un hospice pour les indigents.

ALET (Aude, arrondissement de Limoux). *Eau bicarbonatée calcique.* Température 28°, 20 et 10°. Trois sources dont une ferrugineuse froide. Source des *bains* 28°. Source chaude 20°. Source ferrugineuse froide 10°.

Les eaux d'Alet exercent une action élective sur la muqueuse gastro-intestinale, et une action éminemment sédative sur le système nerveux. On les emploie avec succès dans la convalescence des maladies aiguës ; dans les dyspepsies ; dans la migraine ; dans la chlorose, et dans les affections névropathiques.

Alet possède un établissement thermal avec baignoires et piscines. La source des *bains* et la source chaude, alimentent les bains et les piscines. La source ferrugineuse désignée sous le nom *d'eau rouge* est employée uniquement en boisson, et transportée à titre *d'eaux digestives.*

ALLEVARD (Isère, arrondissement de Grenoble), Altitude 475ᵐ *Eau sulfurée calcique.* Température 24º 5. Une source fournissant 2 , 756 hectolitres.

Les eaux d'Allevard présentent les applications communes aux eaux sulfurées : maladies de la peau, syphylis, catarrhe pulmonaire, état lymphatique, diabète. Mais c'est surtout le traitement des affections de l'appareil respiratoire qui a été développé près de cette station. Ce sont principalement les formes atoniques des affections catarrhales et tuberculeuses des poumons, ainsi que les constitutions hymphatiques et scrofuleuses, qui réclament les eaux d'Allevard.

Il y a un établissement thermal assez considérable, où l'on a convenablement développé le traitement par les inhalations, et près duquel se trouve une succursale consacrée au traitement des affections nerveuses par les bains de petit-lait.

L'intérêt qu'offre Allevard aux malades, nous paraît dépendre de la situation géographique de cette station, loin du centre des eaux sulfureuses, les Pyrénées, et nous pourrons ajouter, de l'excellente appropriation que ces eaux présentent aux affections de l'appareil pulmonaire.

AMÉLIE-LES-BAINS (Pyrénées-Orientales arrond. de Céret). Altitude 278ᵐ. *Eaux sulfurées sodiques.* Température de 20º à 61º. Une vingtaine de sources, partagées entre les diverses parties de l'aménagement, ou consacrées à la buvette.

Voici l'indication des principales. *Grand Escaldadou,* 61°. Fontaine *Manjolet,* 43°. Fontaine sur la place, 55°. Source de l'*Hermabessière,* 61°. Source *Arago,* 60°. Petite source *ascensionnelle,* 58°. Sourc *Anglada,* 56°. Source de la *Rigole,* 31°, 46°, 59°. Source *Amélie,* 47°. Source *Hygie* ou pectorale, 52°. Source de *la galerie,* 20°. Sorrce *Bouis,* 36°.

Les eaux d'Amélie, comme toutes celles du groupe que forment les Pyrénées-Orientales, sont facilement désulfurées, et appartiennent à la série des eaux sulfurées douces. On a surtout développé près de cette tation, le traitement des maladies de l'appareil respiratoire, catarrhes et phthisie tuberculeuse, qui y est fort bien entendu. On y trouve également une médication très appropriée aux divers sujets d'applications des eaux sulfureuses, maladies de la peau, rhumatisme, syphilis, ainsi qu'aux suites de blessures de guerre ou autre.

Nous devons ajouter que les eaux d'Amélie ont été salutaires aux affections scrofuleuses, nerveuses, fièvres intermittentes; à l'anémie et à la chlorose; aux engorgements des viscères abdominaux, à la cachexie paludéenne, à la dysenterie, aux catarrhes vésicaux utérins; aux fractures, entorses, luxations, contractures, rigidités musculaires.

Amélie-les-bains possède deux établissements thermaux appartenant à des particuliers, *(Pujade)* et *(Hermabessière),* et un établissement militaire que l'on peut considérer comme un hopital thermal modèle.

L'inhalation tient une grande place dans la pratique d'Amélie.

Les conditions climatériques favorables d'Amélie-les-bains ont déterminé la formation d'un établissement d'hiver, qui se trouve suivi par d'assez nombreux malades. Ce sont à peu près exclusivement des phthisiques.

ANDABRE (Aveyron, arrond. de St-Afrique). *Eau ferrugineuse bicarbonatée.* Température 10°, 5. Deux sources : celle de la *Fontaine*, et celle des *bains*.

Les eaux d'Andabre ont été comparées à celles de Vichy : elles présentent en effet beaucoup de points de ressemblance avec celles-ci, sauf une moindre minéralisation, mais une proportion de fer beaucoup plus grande ; elles sont employées dans les dyspepsies, la chlorose, les engorgements abdominaux, la gravelle, le catarrhe vésical, la goutte sans irritabilité nerveuse ou inflammatoire, et dans une foule d'hydropisies passives, asthéniques, dans celles surtout qui dépendent de quelque engorgement abdominal.

Andabre possède un établissement thermal. Il y a, à une faible distance d'Andabre, l'eau minérale de *Prugnes,* également *ferrugineuse bicarbonatée.*

AUDINAC (Ariège, arrond. de Saint-Girons). *Eau sulfatée calcique, et ferrugineuse.* Température 22°, 7, 20°. Deux sources. Source des *bains,* et source *Louise,* gazeuse et ferrugineuse. Cette source est utilisée en boisson.

Ces eaux sont spécialement usitées, dans les dyspepsies, les affections fonctionnelles du tube digestif, et les maladies de l'appareil urinaire. On les a aussi employées avec succès dans la chlorose et certaines affections utérines. Dans certains cas, elles sont diurétiques, et un peu purgatives par leur usage proongé.

Audinac possède deux établissements, l'ancien, et le nouveau situé au milieu d'un parc agréable.

AVAILLES (Charente, arrond. de Confolens). *Eau Chlorurée sodique* moyenne, froide : Trois sources, et deux réservoirs ou mares remplies de boues, entretenues par deux de ces sources dites, ferrugineuses.

La troisième source, *Fontaine des Célestins*, exale une légère odeur sulfureuse.

On emploie ces eaux en boisson. Elles sont diurétiques et laxatives et sont utilisées dans les fièvres intermittentes, et dans les maladies atoniques.

Availles ne possède pas d'établissement thermal.

AX (Ariége, arrondissement de Foix). Altitude 710ᵐ. *Eaux sulfurées sodiques*. Température 24° à 77°. Quarante sources.

Les eaux d'Ax sont caractérisées par la variété de leur température et de leur sulfuration. Sous ce rapport, elles peuvent être comparées à Cauterets, et surtout à Luchon. Mais elles ne sauraient être rangées parmi les plus actives des Pyrénées. Leur sulfuration est peu considérable, et elles sont facilement altérées. Cependant leur température élevée et leur variété se prêtent à d'intéressantes applications, dans les maladies de la peau, la chlorose, maladies rhumatismales, la syphilis; affections catarrhales, affections scrofuleuses, affections utérines. Les sources non sulfureuses d'Ax conviennent à la gravelle et à la goutte.

Ax possède trois établissements distincts: *Couloubres, Teich* et *Breilh*. On y trouve bains, douches de toutes sortes, étuves, etc,

BAGNÈRES-DE-BIGORRE (Hautes-Pyrénées). Altitude 567ᵐ. Eaux: 1° *Sulfatée calcique;* 2° *Ferrugineuse sulfatée;* 3° *Ferrugineuse bicarbonatée;* 4° *Sulfurée calcique*. Température, 13° à 51°. Plus de 50 sources offrant des nuances nombreuses et même des différences importantes de composition. On doit les distinguer en sources séléniteuses simples, sources séléniteuses et ferrugineuses, et sources sulfureuses.

Les eaux de *Bagnères-de-Bigorre*, généralement laxatives, empruntent à leur variété de constitution, une variété d'action qui est utilement mise à profit. Les sources moins minéralisées et à température moyenne, sont hyposthénisantes, et applicables aux névroses; les sources très chaudes sont excitantes; les plus riches en sulfates de magnésie sont les plus laxatives. Sans fournir les éléments de médications très énergiques, les eaux de Bagnères permettent de combiner avec une médication sédative, qui leur appartient en propre, les ressources différentes que fournissent des sources laxatives, des sources sulfureuses, et surtout des sources ferrugineuses. C'est en particulier le rapprochement de ces sources ferrugineuses et des sources laxatives qui caractérise spécialement cette station. On voit que ces eaux constituent une médication compliquée, et qui a besoin d'une direction très rapprochée.

Les eaux de Bagnères-de-Bigorre sont spécialement applicables aux femmes, et en particulier à cet ensemble composé de surexcitation nerveuse et d'affaiblissement anémique qui accompagne si souvent les maladies de l'utérus, de l'appareil génito-urinaire, ou de la menstruation, auxquelles il est si difficile d'opposer des médications salutaires, et auxquelles conviennent si bien les eaux minérales appropriées.

Sur un relevé de 764 observations, on en trouve 242 concernant des maladies propres aux femmes, c'est-à-dire des affections menstruelles ou utéro-vaginales, 26 seulement concernant des maladies propres aux hommes, hypocondrie et pertes séminales surtout, et 496 relatives à des maladies communes aux deux sexes. Ici dominent l'anémie, la faiblesse générale, le rhumatisme, la goutte, la constipation, l'entéralgie, quelques maladies de la peau, la scrofule, certaines affections du foie, de l'appareil intestinal et de ses annexes chez des femmes hémorrhoïdaires, ou à la suite de fièvres intermittentes.

Il existe à Bagnères-de-Bigorre, outre le grand établisement thermal, des établissements particuliers très nombreux. Ils comprennent dans leur ensemble la réunion la plus complète des moyens d'hydrothérapie minérale. Les bains avec douches locales mobiles; le bain chaud avec douches diverses; les grandes douches spéciales, avec toutes leurs variantes; les douches froides, les bassins d'immersion. Les bains et douches de vapeurs minérales y sont installés dans les conditions les plus perfectionnées.

BAGNOLES (Orne, arrondissement de Domfront). *Eau bicarbonatée sodique.* Température 27°. Deux sources thermales.

Les eaux de Bagnoles appartiennent à cette série d'eaux minérales peu caractérisées qui peuvent convenir dans beaucoup d'affections variées et peu profondes. Elles sont spécialement applicables à la dyspepsie et surtout aux formes nerveuses de la dyspepsie, à la gastralgie, à l'état névropathique, à certaines paralysies, celles surtout qui résultent non pas d'une lésion organique de l'encéphale, mais d'une altération profonde des forces de l'organisme; à la dyssenterie, enfin leur opportunité est indiquée dans certaines irruptions de la peau, ne dépendant pas d'un état véritablement diathesique.

Bagnoles possède un établissement thermal, et un hôpital militaire.

BAGNOLS (Lozère, arrondissement de Mende). *Eau sulfurée sodique.* Température de 52°,5 à 42°. Six sources qui déversent des eaux qui ont la plus grande ressemblance entre elles. *La source Ancienne* est la plus abondante, la plus chaude et la plus sulfurée. Les autres sont moindres en température, en abondance et en sulfuration.

Les eaux de Bagnols sont usitées en boisson, en

bains de piscine surtout, en douches, étuves et inhalation.

Ces eaux sont administrées avec succès dans les affections rhumatismales, lymphatiques, scrofuleuses, la phthisie, dans certaines maladies de la peau, la goutte, la syphilis, les affections utérines.

Bagnols possède deux établissements : l'un avec piscines, l'autre avec baignoires.

BAINS (Vosges, arrondissement d'Epinal). *Eau chlorurée sodique faible.* Température de 29° à 50°. Sources nombreuses dont onze sont plus particulièrement utilisées.

Les eaux de Bains présentent une grande différence de température. Elles représentent surtout une hydrothérapie thermale, excitante, tonique ou sédative, suivant qu'on les emploie à une température élevée ou faible. On les administre dans les affections rhumatismales, particulièrement aux rhumatismes douloureux et nerveux. Ces eaux conviennent également aux individus affaiblis, en convalescence, très excitables, aux formes externes de la scrofule, la goutte, la chlorose, la gastralgie, la jaunisse, les fièvres quartes, et les vieilles plaies.

Les eaux de Bains s'adressent spécialement aux individus trop faibles pour supporter une médication active, pour fournir, par exemple, à l'hydrothérapie froide, ou à l'hydrothérapie marine, une réaction suffisante; ou bien trop excitables pour tolérer la stimulation exercée par les eaux sulfurées ou fortement minéralisées, dans quelque classe que ce soit.

Bains possède un établissement thermal bien installé avec des piscines, des cabinets de bains et de douches, et des étuves. Le traitement, d'après la constitution de ces eaux, est surtout externe. Cependant on fait usage de l'eau de la source de *la Vache* en boisson.

BAINS DE MER. Voyez *Eau de Mer*, Chapitre V, et *Traitement Marin*, Chapitre X.

BALARUC (Hérault, arrond. de Montpellier). *Eau chlorurée sodique, forte.* Température de 40° à 50°. Une seule source, sortant de terrains tertiaires, à un mètre environ au dessus du niveau de la mer.

Ces eaux sont limpides, d'une saveur légèrement salée, sans être désagréable; prises en boisson, elles ont une action purgative, non constante chez tous les sujets, mais qui se manifeste en général, même à des doses peu élevées.

La spécialité presque exclusive des eaux de Balaruc est le traitement des paralysies, sauf la paralysie hystérique, et toutes celles dans lesquelles l'état névropathique prédomine. Ces eaux sont encore également administrées avec succès dans la diathèse scrofuleuse, l'atrophie musculaire, les maladies lymphatiques et strumeuses, les affections scorbutiques, les engorgements du foie, les cachexies déterminées, le rhumatisme chronique et goutteux, les fièvres intermittentes, les maladies de l'encéphale et de la moëlle épinière, les affections utérines et le diabète.

La saison pendant laquelle on doit se rendre à ces eaux n'est pas indifférente, eu égard à la nature des maladies qu'on leur adresse. Les mois de mai, juin, septembre et octobre, sont en effet préférables au temps de la canicule.

L'établissement thermal de Balaruc reste ouvert toute l'annee. On y trouve tous les appareils balnéothérapiques nécessaires : baignoires; douches latérales, ascendantes, utérines, et une étuve. Les boües qui s'amassent au fond des réservoirs sont employées comme topiques. Balaruc possède un hôpital civil et militaire, dépendant de l'administration des hospices de Montpellier, est ouvert aux indigents pendant les mois de Mai et de Septembre.

BARBOTAN (Gers, arrond. de Condom). *Eau sulfatée calcique, et ferrugineuse bicarbonatée.* Température 51°, 2. 58°, 7. Plusieurs sources éparses de température différente. Les boues de Barbotan présentent 56° au fond et 26 à la surface.

Les eaux de Barbotan s'emploient spécialement, dans les rhumatismes, l'atrophie musculaire, certaines paralysies, les douleurs locales et articulaires, dans certaines maladies de la peau.

C'est surtout les boues que l'on utilise, dans le cas où il faut exercer une action fortement excitante et même perturbatrice sur la peau.

L'établissement thermal de Barbotan présente une installation commode et confortable avec des bains froids, une piscine, des bains chauds, des douches et une buvette.

BARBAZAN (Haute-Garonne arrond. de St-Gaudens). *Eau sulfurée calcique.* Température 19° a 21°. Trois sources : *Source principale,* source du *Sureau* et Source du *Saule.*

Ces eaux sont administrées en bains et en boissons, dans le traitement des maladies de la peau, les affections catarrhales de l'appareil respiratoire, de la dyspepsie, des engorgements des viscères abdominaux, de la scrofule, de la suppression des menstrues et de la syphilis.

Barbazan possède un établissement thermal bien installé.

BARÈGES (Hautes-Pyrénées, arrond. d'Argelès). Altitude 1280m. *Eaux sulfurées sodiques, fortes.* Température de 18° à 44°, 25. Sources nombreuses.

Les eaux de Barèges doivent être considérées comme des eaux très fortes, c'est-à-dire très actives, et dont les applications, si elles présentent dans certains cas une efficacité toute particulière, se trouvent par la même raison plus restreintes que celles d'une partie des sources des Pyrénées. Elles possèdent des propriétés excitantes, et agissent sur le système nerveux, et sur la circulation surtout, en y développant une activité comparée à l'effet du café, mais allant facilement, chez les individus bien portants, comme chez les malades, jusqu'à l'état fébrile.

Les eaux de Barèges sont spécialement employées dans la scrofule, les maladies chroniques de la peau, les affections herpétiques, les maladies des os et des articulations, les rhumatismes atoniques, les paralysies, la syphilis, les blessures de guerre, les abcès, les plaies et les ulcères.

Les eaux de Barèges sont administrées sous toutes les formes, mais spécialement en bains, douches, bains et douches de vapeur, bains d'eau douce ou émollients. Le traitement par les eaux de Barèges est surtout caractérisé par la piscine. Cependant l'eau de la source du *Tambour* est usitée en boisson.

L'établissement thermal de Barèges est approprié à son climat exceptionnel. A 1 kilomètre de Barèges se trouve un second établissement thermal, comprenant quelques baignoires, des douches et des buvettes alimentées par la source *Barzun*.

BOURBON L'ARCHAMBAULT. (Allier). Altitude 270m. *Eau chlorurée sodique*, moyenne. Température 52°. Une source très abondante. A peu de distance se trouve une source *ferrugineuse bicarbonatée*, appelée source *Jonas*, dont on fait un grand usage dans le cours du traitement thermal. Elle est employée en boisson, en injections et en douches.

Malgré leur minéralisation notable en chlorure de sodium, les eaux de Bourbon l'Archambault ne sont pas purgatives, elles ne le deviennent que bues à grande dose. Ces eaux sont bues à leur température native tout élevée qu'elle soit. Elles sont généralement employées en bains chauds, tempérés ou froids; douches à des températures diverses jusqu'à 48°, douches écossaises, douches ascendantes, massage.

Les eaux de Bourbon l'Archambault sont consacrées spécialement au traitement des paralysies, de la scrofule, des rhumatismes atoniques, musculaire opiniâtre ou articulaire avec engorgements ou non. On les emploie encore avec succès dans le rhumatisme goutteux, la goutte, l'ascite, l'hydropisie enkystée des ovaires, les affections convulsives rebelles, les maladies chroniques des viscères abdominaux, et le diabète

On emploie l'eau de la source de *Jonas* dans les ophthalmies chroniques, en douches sur les yeux. Cette eau de *Jonas* est encore employée à la place de l'eau thermale de Bourbon, lorsque l'existence ou la menace de quelque complication vers la poitrine, ou l'abdomen exige des précautions particulières. On emploie les conferves en guise de cataplasmes.

Bourbon l'Archambault possède un établissement thermal régi par l'Etat et où sont admis les militaires et les civils.

BOURBON-LANCY (Saône-et-Loire, arrondissement de Charolles). *Eau chlorurée sodique*, faible. Température de 28° à 56°. Sept sources dont six sont des eaux à température très élevée, peu minéralisées, méritant la dénomination d'eaux *faibles*, mais offrant en thérapeutique des applications très intéressantes et assez précises.

Ces eaux agissent à la manière de *spécifiques* dans les névroses et le rhumatisme; à titre de *sudorifiques* dans certaines maladies de la peau et la syphilis; enfin comme *toniques* et *stimulantes*, dans la chlorose, la scrofule, la paralysie.

Les eaux de Bourbon-Lancy s'adressent spécialement au rhumatisme, et en particulier au rhumatisme nerveux, aux névralgies rhumatismales, aux paralysies, à la scroful·, à la chlorose, à la syphilis, et à certaines maladies de la peau.

Ces eaux sont prises sous toutes les formes; mais c'est le traitement externe qui domine près de cette station; bains, bains de piscines, souvent prolongés, froids, tempérés ou chauds, douches, dont on fait un grand usage; applications de conferves. On y recherche beaucoup une action sudorifique.

Bourbon-Lancy possède un établissement thermal et un magnifique hôpital.

BOURBONNE (Haute-Marne, arrondissement de Langres). Altitude de 277ᵐ. *Eau chlorurée sodique,* forte. Température 50° à 58°,75. Trois sources jaillissant des marnes irisées qui recouvrent de puissantes assises et plus au-dessous du grès bigarré. Ces eaux sont employées en boisson, bains, douches, étuves.

Les eaux de Bourbonne ont la plupart de leurs applications communes avec certaines eaux de composition fort analogue, comme Bourbon l'Archambault ou Balaruc. Il est incontestable que, dans beaucoup de cas, dans le plus grand nombre peut-être, ces différentes eaux peuvent parfaitement se suppléer les unes les autres.

Les applications spéciales des eaux de Bourbonne s'adressent, aux paralysies, à la scrofule, au rhumatisme atonique, au rhumatisme musculaire ou articulaire chez les sujets lymphatiques et scrofuleux, aux engorgements peu ou point douloureux des petites jointures et quelquefois des grandes, appelés rhumatisme goutteux, à la goutte, aux maladies des os, aux suites de blessures, de blessures de guerre en particulier, de fractures et de luxations, aux engorgements du foie, aux tumeurs utérines, aux maladies de la peau et aux fièvres intermittentes.

L'établissement thermal de Bourbonne possède un grand nombre de baignoires, plusieurs piscines, et des cabinets de douches. On emploie topiquement les *boues* recueillies au fond des bassins. Il y a aussi à Bourbonne un établissement thermal militaire très bien installé.

LA BOURBOULE (Puy-de-Dôme, arrondissement de Clermont-Ferrand). Altitude 848m. *Eau chlorurée sodique bicarbonatée.* Température de 51o,5 à 52o. Six sources très abondantes.

La constitution de ces eaux est fort remarquable. Leur prédominance en chlorure de sodium, jointe à la proportion de bicarbonate de soude qu'elles renferment, leur température élevée, semblent leur assigner un rang très notable parmi les eaux médicales.

Les eaux de la Bourboule s'appliquent spécialement aux scrofules, aux fièvres intermittentes, au rhumatismes, surtout chez les individus lymphatiques ou scrofuleux; à la dyspepsie, au trouble des fonctions digestives, aux engorgements, suite de fièvres intermittentes. On les emploie également avec succès dans la carie du rachis, et dans les lésions profondes des os des membres inférieurs.

La Bourboule possède un établissement thermal bien installé, avec baignoires, douches, étuves, etc. Le séjour thermal peut y être prolongé pendant plus de trois mois, du mois de Juin, au mois de Septembre.

BRIDES (Savoie). *Eau sulfurée calcique.* Température 56o. Une source thermale.

Ces eaux sortent d'un schiste lamelleux, à base magnésienne. Par l'agitation elles exhalent une odeur hépatique. La présence du carbonate de fer dans leur minéralisation peut apporter un élément de plus à leur emploi. Prises à petites doses en boisson, ces eaux sont toniques. Au delà de quatre verres, elles deviennent purgatives et dans certains cas diurétiques.

Les eaux de Brides trouvent leur application spéciale dans les états d'anémie ou de faiblesse, dépendant de diathèse primitive ou acquise, la chlorose, la suppression des menstrues, les écoulements, certaines affections scrofuleuses des muqueuses, les affections utérines chroniques, et certaines maladies de la peau.

Les eaux de Brides sont également connues sous le nom de *La Perrière*. Il y a un établissement thermal muni de baignoires, d'appareils de douches variés, et de bains de vapeur. Toutes les dispositions nécessaires au séjour des malades y sont réunies.

BUSSANG (Vosges, arrondissement de Remiremont). *Eau ferrugineuse bicarbonatée.* Température 15°. Deux sources.

Ces eaux ne sont utilisées que transportées et leur usage habituel est fort salutaire au traitement de la dyspepsie, de la gastralgie, du catarrhe vésical et de la chlorose, prises en boisson.

Les eaux de Bussang sont spécialement utiles aux individus qui ne tolèrent pas les préparations ferrugineuses, ou des eaux bicarbonatées plus actives, telles que Vichy.

Il y a un médecin inspecteur à Bussang, mais il n'y a pas d'établissement thermal.

CAMBO (Basses-Pyrénées, arrond. de Bayonne). Altitude 62ᵐ. *Eau sulfurée calcique.* Température 22° à 25°. Deux sources, l'une sulfureuse, et l'autre ferrugineuse froide. Cette seconde source prête à cette station un intérêt particulier.

Les eaux de Cambo sont employées avec succès dans le traitement des scrofules, des maladies de la peau, des catarrhes, des engorgements des viscères abdominaux, et des ulcères atoniques.   5*

Cambo possède un établissement thermal avec bains, douches, et buvette.

CAMPAGNE (Aude, arrond. de Limoux). *Eau ferrugineuse bicarbonatée.* Température 29°,10 et 31°. Deux sources thermales. Source des *Bains* et source de la *Buvette.*

Les eaux de Campagne trouvent spécialement leurs applications dans l'anémie, les chloro-anémie, la chlorose, la dyspepsie, le diabète, l'albuminerie, et les fièvres intermittentes.

Campagne possède un établissement thermal, bien installé pour le traitement externe et interne.

CAPVERN (Hautes-Pyrénées, arrond. de Bagnères-de-Bigorre). *Eau sulfatée calcique.* Température 24°,27. Deux sources.

Les eaux de Capvern présentent des applications analogues à celles de Bagnères-de-Bigorre et sont employées dans le traitement des maladies de l'utérus, de l'appareil génito-urinaire, de la menstruation, du rhumatisme, de la constipation, de certaines affections du foie, de l'appareil intestinal et de ses annexes à la suite de fièvres intermittentes.

Capvern possède un établissement thermal bien installé sous tous les rapports.

CASTELJALOUX (Lot-et-Garonne, arrond. de Nérac). *Eau ferrugineuse bicarbonatée.* température froide. Plusieurs sources,

Les eaux de Casteljaloux s'adressent spécialement à l'anémie, à la chlorose, à la dyspepsie, et à certains engorgements utérins.

L'établissement thermal de Casteljaloux présente toutes les dispositions nécessaires au séjour des malades.

CAUTERETS (Hautes-Pyrénées, arrond. d'Argelès). Altitude 992m. *Eaux sulfurées sodiques.* Température

de 24° à 60°. Sources nombreuses, et la plupart
fort distantes les unes des autres. Elles forment
quatre groupes; groupe du Nord, du Centre, du Sud,
et groupe dit des œufs.

Cauterets, par le nombre et la variété de ses sources, semble réunir comme un *spécimen* de toutes
les eaux minérales des Pyrénées : par la graduation
de leur force, de leur thermalité et de leur minéralisation, celles-ci paraissent devoir répondre à tous
les besoins de la thérapeutique ; à côté des groupes
des sources sulfureuses, se trouvent des eaux *salines,*
des eaux *alcalines,* des eaux *spécifiques;* leurs modes
d'administration sont très variés et très complets ;
enfin situées dans un beau climat, leur action se for-
tifie nécessairement des influences hygiéniques les plus
favorables

Les eaux des sources du groupe du *Nord* ou de
l'*Est* s'adressent aux maladies de la peau, au rhumatisme, à la goutte, à la syphilis, à la scrofule,
aux affections catarrhales, à l'asthme humide, aux
névroses, aux paralysies, aux affections abdominales,
et surtout aux maladies de l'utérus.

Les eaux des sources du *Centre* ou de l'*Ouest*
s'adressent aux affections de l'appareil respiratoire,
à la laryngite, à la bronchite, aux catarrhes pulmonaires, à la phthisie ; elles conviennent surtout
aux individus excitables, sanguins et nerveux.

Les eaux des sources du *Sud* se prêtent a des médications que nous appellerons secondaires, sinon par
leur importance, du moins eu égard à la qualité
sulfureuse de cette station. Ce sont des eaux plutôt
sédatives qu'excitantes, qui sont surtout utilisées dans
les maladies de l'utérus, et dans une série de cas
où domine un principe névropathique. Mais c'est
surtout dans la chlorose, affections utérines chroni-

ques, engorgements, érosions, que ces eaux peuvent rendre de grands services.

Les eaux des sources du groupe des *œufs* s'adressent au lymphatisme, à la scrofule, au rhumatisme, à la syphilis et aux maladies de la peau.

Les eaux de Cauterets sont fort usitées en boissons; on les administre également en bains, et plus communément peut-être que celles de plusieurs autres sources affectées comme elles au traitement des affections thoraciques. L'usage des *demi-bains* est surtout assez particulier à la pratique de Cauterets ; ces demi-bains sont mieux supportés, dans les cas auxquels nous venons de faire allusion, que les bains entiers, et semblent exercer une action révulsive assez notable. Ces eaux s'administrent encore sous formes de douches, de gargarismes, d'injections, de pédiluves, et d'inhalation.

Les sources de Cauterets sont toutes groupées à l'entour de la ville. Des établissements distincts, et quelques-uns assez éloignés les uns des autres, ont été installés auprès des principales d'entre elles. La plupart de ces établissements doivent à la nature particulière des sources qu'ils desservent des applications très spéciales.

CAUVALAT-LÈZ-LE VIGAN (Gard, arrond. du Vigan). Altitude 244 m. *Eau sulfurée calcique.* Température froide. Une source.

Ces eaux s'adressent spécialement au traitement de la scrofule, certaines maladies de la peau, de la phthisie, du rhumatisme, de la goutte, de la dyspepsie, de la gastralgie, de la gravelle, des affections utérines et de la syphilis.

Cauvalat-lèz-le Vigan possède un établissement bien installé. Situation agréable dans les Cévennes.

CELLES (Ardèche, arrond. de Privas). *Eau bicarbo-*

natée mixte. Température 15º à 25º. Quatre sources plus une source sulfatée ferrugineuse froide.

Les eaux de Celles sont employées avec succès dans le traitement des catarrhes bronchiques, du rhumatisme goutteux, de la dyspepsie, de l'engorgement du foie et des intestins, des calculs biliaires, de la gravelle, des affections et des tumeurs utérines, et de la chlorose.

Les eaux de Celles s'emploient en boissons, bains, douches, étuves et inhalation. On emploie aussi l'acide carbonique, mêlé à la vapeur d'eau, en injections, en douches, et aussi en inhalations dans un vaporium.

L'établissement thermal de Celles présente une installation complète.

CHALLES (Savoie) *Eau sulfurée sodique.* Température de 11º, 5 à 12º. Une source. On voit les eaux sourdre immédiatement d'une roche calcaire, marneuse et bitumeuse.

Ces eaux sont très remarquables par leur constitution, et surtout par la proportion inusitée d'iodure de potassium, et de sulfure de sodium qu'elles renferment.

Les eaux de Challes s'appliquent spécialement à la scrofule, aux engorgements ganglionnaires, au goître endémique, aux affections scorbutiques, aux catarrhes chroniques, aux maladies de la peau, aux accidents secondaires ou tertiaires de la syphilis, à la goutte, à la gravelle, et aux ulcères chroniques.

Les eaux de Challes se transportent facilement, et on en fait usage en toutes saisons, soit en boisson, à la dose d'un ou deux verres, et jusqu'à plus d'un litre pour les adultes; d'un demi verre pour les jeunes enfants, soit en lotions, injections et bains. Dans ce dernier cas, on ajoute dans une baignoire, à l'eau commune chauffée, la valeur de six à huit bouteilles d'eau minérale.

Il n'existe pas à Challes ni établissement, ni hôtel, pour recevoir les malades. La proximité de Chambéry permet de suivre dans cette ville un traitement à l'aide de ces eaux.

CHAMBON (Puy-de-Dôme, arrond. d'Ambert). *Eau bicarbonatée mixte.* Température 12º. Cinq sources ou fontaines dont la principale, ou source de *la Pique,* coule au-dessous du hameau de Vouassière, au bord d'un ruisseau.

Ces eaux sont souveraines dans la chlorose, la dyspepsie, les céphalalgies nerveuses et les affections utérines.

Ces eaux sont utilisées en boissons; les malades vont la recueillir dans un verre à l'aide d'une feuille roulée en spirale.

Il n'existe pas à Chambon d'établissement.

CHARBONNIÈRES (Rhône, arrond. de Lyon) *Eau ferrugineuse bicarbonatée.* Température froide. Deux sources.

Les eaux de Charbonnières sont très fréquentées par les habitants de Lyon et des alentours, dans le cas d'anémie, de chlorose, de dyspepsie, d'engorgemente utérins, de diabète et d'albuminerie.

Il y a à Charbonnières un établissement thermal très complètement installé.

CHATEAU-GONTIER (Mayenne, arrond. dudit) *Eau ferrugineuse bicarbonatée* Température 7º. Une source.

Ces eaux sont remarquables par la prédominance relative des sels de magnésie. Elles trouvent particulièrement leurs applications dans l'anémie, la chlorose, surtout lorsque les phénomènes dyspeptiques sont prononcés; la dyspepsie, le rachitisme, le catarrhe vésical et la gravelle.

Un établissement hydrothérapique très complet est annexé à l'établissement thermal de cette station.

CHATEAUNEUF (Puy-de-Dôme, arr. de Riom) Altitude 582 m. *Eau ferrugineuse bicarbonatée.* Température de 15° à 57°. Quatorze sources. Toutes ces sources ont une origine commune; seulement les circuits qu'elles font pour arriver à la surface du sol modifient notablement, sinon la nature, du moins la proportion des principes qui les minéralisent.

La multiplicité des sources de Château neuf, leur variété de température, le développement donné aux appareils balnéothérapiques, rendent cette station fort digne d'intérêt. La composition de ces eaux les rapproche de celles de St-Alban; mais si elles sont moins gazeuses que ces dernières, et se trouvent moins propres à servir de boisson digestive, à distance surtout, elles semblent offrir par suite de leur thermalité des ressources thérapeutiques plns étendues.

Les eaux de Château-neuf sont employées avec succès dans le rhumatisme simple, musculaire ou nerveux, l'anémie, les névroses, la dyspepsie, et la gastralgie.

La station de Château-neuf comprend quatre établissements, possédant des bains chauds, des piscines, etc, une installation suffisante.

CHATELGUYON (Puy-de-Dôme, arrond de Riom). Eau *Chlorurée sodique moyenne et ferrugineuse bicarbonatée.* Température de 25° à 55°. Sept sources.

Les eaux de Châtelguyon ont des propriétés et une action thérapeutique qui mérite de fixer l'attention. Elles sont notablement laxatives, et en même temps toniques à la manière des eaux ferrugineuses. Souvent elles augmentent d'une manière remarquable la secrétion des reins et de la peau.

Ces eaux conviennent spécialement dans les rhumatismes articulaires chroniques, les engorgements lymphatiques des articulations ou tumeurs blanches,

les rétractions des muscles ou des tendons, les paralysies partielles ou générales, l'atrophie des membres
et les fausses ankyloses; employées en bains et en
douches.

Prises en boissons, elles ont une action toute spéciale dans les affections des viscères du bas-ventre,
connues sous le nom d'obstructions, telles que celles
du foie, de la rate, des glandes mésentériques. Les
affections chroniques de l'estomac, des intestins, gastriques, et gastro-entérites, la leucorrhée ou flueurs
blanches, la chlorose, ont été combattues avec avantage dans beaucoup de circonstances.

Il existe à Chatelguyon deux établissements thermaux désignés du nom de leurs propriétaires, *Barse*
et *Brosson*.

CHAUDES-AIGUES (Cantal, arrond. de St-Flour).
Eau bicarbonatée sodique faible. Température 57°
à 81°, 5. Sources nombreuses jaillissant de roches
volcaniques. Ces eaux sont faiblement minéralisées
et à température élevée.

La température extrême des eaux de Chaudes-Aigues
est, comme il arrive souvent en pareil cas, un embarras qui nécessite l'emploi d'appareils de réfrigération
fort dispendieux, et qui altèrent les eaux elles-mêmes.

Ces eaux s'adressent spécialement aux rhumatismes:
musculaire et articulaire chez les individus excitables
et névropathiques, à la gastralgie, aux paralysies
rhumatismales, aux névralgies, surtout dans des cas
nombreux de sciatiques et de névralgies crurales, à
l'entéralgie, aux affections herpétiques, aux plaies
dartreuses, à la syphilis, et aux vieilles blessures.

Les eaux de Chaudes-Aigues sont prises en boisson,
en bains, douches, étuves.

Il y a à Chaudes-Aigues plusieurs établissements.

CONTREXÉVILLE (Vosges, arrond. de Mirecourt).

Eau sulfatée calcique. Température froide. Trois sources.

Les eaux sulfatées calciques possèdent généralement des qualités sédatives, qui s'accommodent très bien aux conditions souvent difficiles que présentent le catarrhe vésical, accompagnées de névralgies de la vessie, d'irritabilité inflammatoire de cet organe, de dysurie. Il en est de même du catarrhe rénal, bien que celui-ci se prête mieux à l'application de moyens plus actifs, et d'eaux minérales plus excitantes. Contrexéville paraît posséder des qualités très spéciales dans les cas de ce genre. Pourvu que les eaux ne soient pas prises à des doses trop élevées, il est rare qu'elles ne soient pas bien tolérées, et leur passage incessant par les voies urinaires semble exercer sur ces organes une action topique très salutaire. Ces eaux se distinguent sous ce rapport des eaux de Vichy et des eaux analogues, dont les effets sont moins rapides, mais dont l'action intime est beaucoup plus formelle, et s'exerce davantage dans le sens de la curation.

La spécialité des eaux de Contrexeville est très formelle : elle s'applique au traitement des affections des voies urinaires, du catarrhe vésical, de la gravelle, et de la goutte chez les individus atteints d'affections des voies urinaires.

Ces eaux sont surtout usitées en boisson, mais il serait utile, dans bien des cas, de les administrer en bains et en douches plus qu'on ne le fait.

L'établissement thermal de Contrexeville présente une bonne installation.

CRANSAC (Aveyron, arrond. de Villefranche. *Eau sulfatée calcique ferrugineuse manganésienne.* Température froide. Plusieurs sources dont les quatre principales portent les noms de *Haute Richard, Basse Richard, Fraysse,* et *Galtier.*   6

Les sources de Cransac subissent, à l'époque des grandes sécheresses, une concentration telle que la proportion des principes minéralisateurs se trouve plus que quadruplée. Or, comme elles sont sensiblement arsenicales, il en résulte qu'elles acquièrent des propriétés très actives et qu'elles peuvent même amener une intoxication véritable; aussi est-il indispensable que le médecin près de ces eaux, désigne selon le tempérament de chacun, selon la nature de l'affection qui lui est soumise, la source dont les principes sont le plus appropriés pour la combattre et la quantité qui lui convient.

L'action des eaux de Cransac est spéciale dans le traitement de la chlorose, des fièvres intermittentes, des engorgements chroniques des viscères abdominaux suite de ces fièvres; de la diarrhée, de la dyssenterie, de la gonorrhée persistante, et des cachexies muqueuses en général.

Elles sont employées encore avec succès dans les obstructions du foie, l'embarras gastrique, les gastralgies chroniques, l'hypocondrie, les rhumatismes, les névralgies, les migraines, et les paralysies.

Ces eaux sont laxatives, purgatives, astringentes, et toniques; on les prend en boissons, en bains, douches, etc.

L'établissement de Cransac offre toutes les conditions nécessaires pour le séjour des malades.

On trouve encore à Cransac des étuves sulfureuses naturelles, excavations pratiquées dans le voisinage des feux souterrains, et produites par les émanations sulfureuses, qui résultent de la combustion des schistes pyriteux, et des autres couches minérales. La température de ces étuves varie entre 52° et 42°.

DAX (Landes, arrond. du dit.) *Eau sulfatée mixte.* Température de 51° à 61°. Plusieurs sources. La tem-

pérature de ces sources est variable, et décroît généralement beaucoup en hiver, à cause des infiltrations
des eaux pluviales et de l'Adour.

Les eaux de Dax, ne se prennent presque pas à
l'intérieur. On les emploie en bains, en douches et
en boues, dans le traitement spécial des rhumatismes
anciens, musculaire et articulaire; et dans les suites
de fractures et de luxations.

Il existe à Dax deux établissements thermaux, renfermant un assez grand nombre de baignoires, et plusieurs piscines destinées les unes au bain d'eau minérale,
les autres au bain de *boue*.

DIGNE (Basses-Alpes, arrond. du dit.) *Eau sulfurée
calcique*. Température de 35° à 42°. Six sources qui
jaillissent à la base d'un rocher appartenant au lias.

Les eaux de Digne s'emploient dans le traitement
des maladies de la peau, des catarrhes bronchiques,
de la dyspepsie, des affections utérines, et du rhumatisme.

Digne possède un établissement thermal, avec bains,
douches, piscines, etc.

EAUX-BONNES (Basses-Pyrénées arrond. d'Oléron);
Altitude 790m. *Eau sulfurée sodique*. Température
de 12° à 52°. Sept sources.

On a constaté que de toutes les eaux sulfurées de la
chaîne des Pyrénées les Eaux-Bonnes sont celles qui
contiennent le plus de chlorure de sodium. On attribue la grande proportion de ce sel au voisinage des
sources salées de Salies, en Béarn. Ces eaux sont :
excitantes, reconstituantes et stimulantes; elles se pres-
crivent en boisson à très faible dose d'abord, une
ou deux cuillerées à soupe par exemple, et les malades doivent en augmenter progressivement la quantité, mais dépasser rarement trois et au plus quatre
verres, puis le matin à jeun et de quart d'heure

en quart d'heure, ou de demi-heure en demi-heure. Quelques personnes les supportent très bien pures; mais la plupart les coupent de lait ou d'infusions béchiques, et les édulcorent avec du sirop de gomme, de guimauve ou de tolu.

Ce traitement est l'un des plus simples qui se puissent imaginer. Il se réduit à l'usage interne d'un médicament, sans aucun des artifices que les procédés balnéothérapiques permettent en général d'ajouter à un traitement thermal.

Il n'est pas peut-être une seule station thermale, dont les applications se trouvent aussi nettement définies que celles des Eaux-Bonnes. Aussi ces eaux sont-elles employées avec grand succès dans le traitement des affections de l'appareil respiratoire, de la phthisie pulmonaire, des angines, des catarrhes bronchiques, de l'asthme, de la chlorose, de la scrofule, des affections utérines, et de la dyspepsie.

Les phthisiques à tempérament sanguin, à constitution névropathique, disposés aux congestions sanguines, aux hemoptysies actives doivent être exclus des Eaux-Bonnes. Il en sera de même lorsqu'il existe de la fièvre, de la douleur ou des accidents aigus quelconques.

On ne recourra donc à ce traitement que chez les phthisiques scrofuleux ou lymphatiques, à fibre molle, à disposition anémique, à nervosité languissante, ou encore aux périodes inactives de la maladie quels qu'en soient les caractères anatomiques actuels.

L'ancienne réputation des Eaux-Bonnes prouve qu'elles s'appliquent parfaitement au traitement externe des plaies et des blessures.

L'établissement thermal des Eaux-Bonnes est complétement bien installé et comprend salles spéciales de bains, de douches, buvette, et une série de salles d'inhalation.

EAUX-CHAUDES (Basses-Pyrénées arrond. d'Oléron). *Eau sulfurée sodique.* Température de 10°,5 à 54°,6. Six sources, n'offrant qu'une température moyenne.

Les applications de ces eaux se rattachent aux applications communes des Eaux sulfureuses; mais elles paraissent se rapprocher des eaux sédatives de certaines sources des Pyrénées généralement considérées comme telles. C'est ainsi qu'elles sont très avantageusement employées dans les affections utérines chroniques, les rhumatismes nerveux, les affections herpétiques facilement excitables avec appel de congestions sanguines vers la peau, la scrofule, la syphilis et la chlorose.

Ces eaux sont aussi applicables aux affections chroniques, catarrhales ou autres, de l'appareil respiratoire; mais le voisinage des Eaux-Bonnes restreint beaucoup leur pratique sur ce sujet. Du reste ces deux stations se complétent l'une l'autre. Leur rapprochement qui permet à des omnibus de parcourir en une heure à peine la distance qui les sépare met beaucoup de malades à même de combiner le traitement externe très bien établi aux Eaux-Chaudes avec l'usage interne des Eaux-Bonnes.

On trouve dans le bel établissement thermal des Eaux-Chaudes une vaste piscine, et un aménagement complet en douches, bains de vapeur, etc.

ENCAUSSE (Haute-Garonne, arrond. de St-Gaudens.) *Eau sulfatée calcique.* Température 22°, 20. Trois sources tout-à-fait identiques.

Les eaux d'Encausse participent aux propriétés générales des eaux sulfatées et conviennent aux individus qui ne sauraient supporter des eaux plus spéciales, mais plus actives. Ces eaux s'emploient avec succès dans les affections utérines accompagnées d'excitabilité nerveuse ou inflammatoire de l'utérus; elles conviennent également aux hystériques et aux individus très névropathiques, affectés de diverses maladies de la peau, de troubles fonctionnels variés des organes abdominaux.

Ces eaux sont surtout efficaces pour guérir les fièvres intermittentes opiniâtres.

Il existe à Encausse un établissement thermal installé d'une manière complète où l'eau est administrée en bains, douches, et en boissons, etc.

ENGHIEN (Seine-et-Oise, arrond. de Pontoise). Altitude 48m. *Eau sulfurée calcique.* Température de 10 à 14°. Six sources dont le débit est très variable.

Les eaux d'Enghien représentent une médication stimulante, perturbatrice, révulsive, modificative, tonique adjuvante. Cette énumération signifie que les eaux d'Enghien peuvent remplir des indications fort différentes, suivant leur mode d'emploi, et les conditions constitutionnelles ou pathologiques auxquelles on les adresse. Mais il est certain qu'on n'ira pas chercher à St-Sauveur, une médication perturbatrice, révulsive stimulante. D'un autre côté il est incontestable, que les eaux de Cauterets et de Luchon, par exemple, avec leurs sources très chaudes et les gradations de température qu'elles présentent en même temps que leurs nuances de minéralisation et de constitution, fournissent des moyens beaucoup plus développés de réaliser ces médications diverses que les eaux froides et presque identiques des sources d'Enghien. Ajoutons encore que la faible altitude et la situation d'Enghien privent cette station des avantages hygiéniques que les stations des Pyrénées empruntent à leurs conditions climatériques et topographiques.

Les applications des eaux d'Enghien s'adressent : aux affections catarrhales de l'appareil pulmonaire chez les individus lymphatiques ou scrofuleux; à la phthisie à la deuxième période, à la bronchite catarrhale chronique sans irritabilité fluxionnaire ou nerveuse trop prononcée.

Les eaux d'Enghien s'appliquent formellement et d'une manière efficace aux affections herpétiques, vesiculeuse et pustuleuse après la période aiguë; la forme squameuse est une des plus rebelles à leur action.

Les catarrhes utérins, vaginal même vésical peuvent être utilement modifiés par les eaux d'Enghien. Nous en dirons autant des affections utérines, de la chlorose, de la dyspepsie, des névroses chez les sujets affaiblis ou lymphatiques, de la scrofule, des engorgements glanduleux, des affections des voies urinaires, du rhumatisme, des ulcères chroniques et des plaies.

L'établissement thermal d'Enghien est un des mieux installés. On y trouve bains, douches, bains mitigés, bains de vapeur et bains russes, différents appareils médicamenteux, et une salle d'inhalation.

EUZET (Gard, arrond. d'Alais). *Eau sulfurée calcique*. Température de 15° à 18°. Quatre sources dont la minéralisation est variable.

Les eaux d'Euzet renferment une grande quantité de matières et de sulfate de chaux auxquelles on attribue une part notable dans leur action thérapeutique.

Les applications spéciales des eaux d'Euzet s'adressent: aux affections catarrhales de l'appareil de la respiration, à la phthisie, à la dyspepsie et aux affections herpétiques *sèches*.

.Il y a à Euzet un établissement thermal complet. On y trouve baignoires, douches, étuves, piscines, et buvette.

EVAUX (Creuse arr. d'Aubusson). Altitude 466ᵐ. *Eau sulfatée sodique*. Température de 26° à 55°. Huit sources présentant à leurs griffons une légère odeur d'acide sulfhydrique qui ne tarde pas à disparaître.

Les conferves qui se développent dans l'intérieur des puits qui renferment les sources, et particulièrement dans les piscines, sont employées comme topiques pendant l'usage des bains et renferment une proportion notable du *principe iodique* dont l'eau paraît elle-même contenir quelques indices.

Les eaux d'Evaux s'appliquent spécialement: aux rhumatismes chronique musculaire et articulaire chez les individus scrofuleux ou lymphatiques. Elles sont aussi employées avec succès : dans le traitement des paralysies, des fausses ankyloses, des affections nerveuses, des maladies syphilitiques anciennes, des affections herpétiques, des engorgements des viscéres abdominaux, et des ulcères invétérés.

L'établissement thermal d'Euzet comprend des cabinets de bains, de vastes salles pour les bains de vapeur, et des piscines.

EVIAN (Savoie). *Eau Bicarbonatée mixte.* Température 12°. Deux sources faiblement minéralisées.

L'Emploi des eaux d'Evian, vu leur minéralisation, constituent spécialement un traitement hydrothérapique administré dans des conditions particulières. Ces eaux ont des propriétés sédatives et l'excellence des conditions hygiéniques qui s'y joignent y ajoutent des qualités toniques et reconstituantes.

Les eaux d'Evian s'emploient avec succès dans les affections du tube digestif, la dyspepsie, la gastralgie, dans les affections catarrhâles nerveuses de l'appareil urinaire et l'éréthisme des organes genito-urinaires.

Deux établissements complètement bien installés desservent les sources d'Evian.

FONCAUDE (Hérault, arrond. de Montpellier). *Eau bicarbonatée calcique.* Température 25° à 26°. Une source, alimentant directement une piscine, les baignoires et les douches.

Les eaux de Foncaude sont sédatives et toniques en même temps. Le premier effet du bain est sédatif. Le second est un mouvement de réaction. Celle-ci s'opère difficilement si le bain est prolongé ; et cette dernière pratique, lorsqu'elle est habituelle, peut amener un affaiblissement notable. Mais lorsque le double effet *sédatif* ou de *réaction* est habilement ménagé, suivant les convenances du sujet il en résulte une sédation des affections douloureuses ou éréthiques et en même temps une action tonique.

Ces eaux sont spécialement employées dans le rhumatisme nerveux, les névralgies, les sciatiques en particulier, la gastralgie, l'entéralgie, les affections utérines, avec excitabilité congestive ou névropathiques, certaines affections herpétiques et la dyssenterie.

L'établissement thermal de Foncaude comprend: baignoires, piscine, douches de toutes sortes, etc.

FONSANCHE (Gard, arrond. du Vigan). *Eau sulfurée sodique.* Température 20° à 25°. Une source intermittente.

Les eaux de Fonsanche s'appliquent spécialement : au traitement des névralgies rhumatismales, des affections catarrhales chroniques, des maladies de la peau, de la syphilis, et des affections utérines.

Il existe à Fonsanche un établissement thermal, on y trouve : baignoires, appareil à douches, etc. etc.

FORGES ou la CHAPELLE-SUR-ERDRE (Loire-Inférieure. Arrond. de Nantes). *Eau ferrugineuse bicarbonatée.* Température froide. Une source faiblement minéralisée.

Les eaux de Forges s'emploient avantageusement dans le traitement de l'anémie, de la chlorose, des engorgements des viscères abdominaux et de la plupart des affections qui dépendent de l'atonie des organes de la digestion.

Forges possède un établissement thermal complètement installé.

FORGES-LES-EAUX (Seine-Inférieure, arrond. de Neufchâtel-en-Bray) *Eau ferrugineuse bicarbonatée.* Température froide. Quatre sources d'un débit très abondant, offrant des variétés sensibles dans leur minéralisation et devant être administrées par gradation.

Ces eaux ne se conservent pas longtemps, toutefois on en transporte. Leur spécialisation est formelle à titre de médication tonique et fortifiante, et s'emploient dans l'anémie, la chlorose, la dyspepsie, les engorgements de l'utérus par suite d'atonie.

Il y a à Forges-les-Eaux un établissement thermal où l'eau minérale est chauffée artificiellement pour les bains et les douches, etc.,

GAZOST (Hautes-Pyrénées, arrond. d'Argelés) *Eau sulfurée sodique.* Température 12°, 5 à 15°. Cinq sources dont une ferrugineuse.

Ces eaux sont remarquables parmi les sulfurées sodiques, par leur faible température et aussi par leur qualité iodurée et bromurée, qui les rend résolutives et détersives.

Elles s'emploient avec succès dans le traitement des engorgements scrofuleux, de certaines maladies de la peau, du rhumatisme articulaire, de la syphilis, et des affections utérines.

Gazost possède un établissement thermal, bien installé.

L'eau d'une des quatre sources est exportée au dehors, elle se conserve très-bien en bouteilles.

GOURNAY (Seine-Inférieure, arrond. de Neufchâtel-en-Bray). *Eau ferrugineuse bicarbonatée.* Température froide. Deux sources.

Les eaux de Gournay s'adressent spécialement à l'anémie, à la chlorose, à la dyspepsie, et aux affections utérines.

Il y a à Gournay un établissement bien installé.

GRÉOULX (Basses-Alpes, arrond. de Digne). *Eau sulfurée calcique.* Température de 20° à 58°, 7. Deux sources qui sortent du calcaire néocomien : l'eau de l'une de ces sources dépose dans son parcours une matière glairiforme que l'on emploie en cataplasmes et et en frictions.

Les eaux de Gréoulx sont dignes d'attention. Leur température, facile à ramener à celle du bain tempéré, leur extrême abondance, qui permet d'administrer des bains à courant continu, leur sulfuration notable et leur qualité chlorurée, iodée et bromurée, représentent les conditions d'une excellente médication.

Ces eaux s'appliquent d'une manière spéciale aux rhumatismes musculaire et articulaire, chez des individus à constitution forte et à tempérament sanguin; aux névralgies chroniques. On les emploie aussi avec avantage dans le traitement des affections scrofuleuses externes, des maladies de la peau, des catarrhes vaginaux et utérins, de la chlorose, des ulcères, et des vieilles plaies.

L'établissement de Gréoulx est vaste et commode. On y trouve : bains, douches, étuves, bains de vapeur, piscine qui permet la natation.

Cette station se recommande par la douceur de son climat, et permet de prolonger l'usage des eaux bien avant dans la saison d'automne.

GUANO (SAINT-ANTOINE DE) (Corse, arrond. d'Ajaccio), *Eau sulfurée sodique.* Température de 57° à 50 ou 52°. Deux sources, une grande et une petite.

Les eaux de Guano sont faiblement minéralisées par rapport à la plupart des sources analogues des Pyrénées. La dose à laquelle on boit ces eaux et de trois ou quatre verres dans la journée. Elles sont plutôt laxatives que constipantes, et les effets obtenus dans certains cas se rapportent, pour la plupart, à la médication tantôt substitutive, tantôt simplement excitante. Les effets des bains sont quelquefois secondés par ceux de la boisson.

Ces eaux s'emploient avec succès dans le rhumatisme, les névralgies sciatiques, les maladies de la peau, et les accidents consécutifs aux blessures par armes à feu.

Guano possède un établissement thermal bien installé, et un hôpital militaire destiné aux soldats de l'Algérie et des divisions militaires les plus rapprochées.

GUILLON (Doubs, arrond. de Baumes-les-Dames). *Eau sulfurée calcique.* Température 13°. Une source très abondante.

On administre l'eau en boisson et en bains, et elle produit souvent la *poussée*. Les affections qu'on y traite le plus souvent avec succès sont : les névralgies rebelles, les raideurs articulaires, les maladies de la peau, la suppression des règles et les maladies syphilitiques invétérées.

Il existe à Guillon un grand établissement de bains à l'eau sulfureuse, avec bains russes, douches, et un appareil complet d'hydrothérapie.

JOUHE (Jura, arrond. de Dôle). *Eau chlorurée sodique, faible.* Température 10° 5. Une source désignée autrefois sous le nom de *Puits de la Muyre.*

Les eaux de Jouhe s'emploient dans le traitement des maladies de la peau, des engorgements du foie, de la rate et des intestins; de la chlorose, et des engorgements utérins.

L'établissement thermal de Jouhe présente une installation complète.

LACAUNE (Tarn, arrond. de Castres). *Eau bicar-*

bonatée calcique. Température 24°. Une source très abondante, émergeant des terrains de transition métamorphiques, à l'est des montagnes de Sidobre.

On emploie les eaux de Lacaune en boisson, bains et douches.

L'application spéciale de ces eaux s'adresse : à des états chloro-anémiques, aux affections névropathiques, aux maladies de la peau, scrofuleuses et rachitiques, et aux engorgements visceraux et glandulaires.

L'établissement thermal de Lacaune est complètetement bien installé.

LA MALOU (Hérault, arrond. de Béziers) Altitude 194ᵐ. *Eau ferrugineuse bicarbonatée.* Température 16° à 55°. Sources nombreuses et à températures variées se partageant entre trois établissements désignés sous les noms de la Malou-le-Bas, la Malou-du-Centre, la Malou-le-Haut.

Les eaux de La Malou possèdent une action sédative et tonique. On peut les ranger thérapeutiquement parmi les eaux sédatives; mais elles se distinguent parmi celles-ci par des propriétés particulièrement toniques qu'elles doivent à leur qualité ferrugineuse. Les bains frais et de courte durée sont sédatifs. L'eau minérale prise à l'intérieur est plutôt tonique.

L'application des eaux de La Malou convient formellement aux affections névropathiques y compris la paralysie nerveuse, aux rhumatismes nerveux, aux névralgies rhumatismales, à la chlorose et à l'anémie, à la dyspepsie et à la gastralgie.

Les trois établissements de La Malou sont échelonnés sur la berge droite d'un vallon, et présentent une complète installation, des bains de baignoires, des piscines et des douches.

Les eaux de La Malou sont administrées à la dose de 1 à 10 verres, et celles de quelques sources sont spécialement prises aux repas.

LAMOTTE (Isère, arrond. de Grenoble). Altitude 475m. *Eau chlorurée, sodique forte*. Température de 58° à 60°. Trois sources ayant à peu près la même composition et dont deux seules sont utilisées.

Les eaux de Lamotte, exercent une action purgative. On recherche surtout auprès d'elles une action diaphorétique ; l'on a souvent recours à l'emmaillottement à la suite des douches. Elles sont employées spécialement dans les rhumatismes, en particulier les rhumatismes articulaires, gonflement des jointures chez les personnes lymphatiques ; les névralgies sciatiques, les paralysies, l'atrophie musculaire, les scrofules avec engorgements ganglionnaires, surtout les tumeurs blanches, la syphilis secondaire et tertiaire, les affections utérines, les engorgements utérins atoniques et ovariques.

L'établissement thermal de Lamotte comprend un nombre suffisant de baignoires, des appareils à douches, et un *vaporium* qui sert aussi de salle d'aspiration.

LUCHON (Haute-Garonne, arrond. de St-Gaudens). Altitude 628m. *Eau sulfurée sodique* et *ferrugineuse bicarbonatée*. Température de 17° à 66°. Quaranteneuf sources sulfureuses, de température et de sulfuration variées.

Ces sources se distribuent en différents groupes : *Sources inférieures* jaillissant dans l'établissement, groupe de la *Terrasse*, groupe du *Bosquet*, groupe de *Sengez*, groupe de *Bordeu*, groupe *du pré*. Ces cinq groupes des sources supérieures sont répartis au sol d'un réseau de plus d'un kilomètre de galeries souterraines.

Il y a en outre un certain nombre de sources *ferrugineuses* considérées comme ferrugineuses bicarbonatées *tièdes* et qui sont utilisées comme complémentaires des précédentes.

Les eaux de Luchon sont, parmi toutes les eaux sulfurées celles qui jouissent au plus haut degré de la propriété de blanchir, lorsqu'elles ont reçu pendant quelque temps le contact de l'air ou qu'elles se sont mélangées avec des eaux douces froides. Dans cette circonstance, elles charrient une quantité très notable de soufre à l'état de division extrême qu'elles déposent dans leurs conduites. La variété et l'altérabilité diverse ainsi que les températures graduées des sources nombreuses de Luchon, se prêtent à toutes sortes de nuances dans le traitement des affections qui s'y rapportent ; outre que leur teneur en principes sulfurés et en matière organique assure d'y rencontrer, aussi marqués que possible, les caractères les plus essentiels des eaux sulfureuses.

Ces eaux offrent une variété de bains des plus remarquables. On peut y administrer aux malades des eaux douces et légèrement sulfureuses ; fortement sulfureuses sans être excitantes et dont quelques-unes même sont sédatives ; des sources excitantes et très sulfureuses, des eaux très excitantes sans être très chargées de soufre. Et toutes ces variétés aux divers degrés de chaleur, de manière à fournir des bains frais, tempérés, chauds, très chauds, selon l'indication de la maladie, et le tempérament du sujet.

Les eaux de Luchon prises à l'intérieur à la dose de deux à quatre verres, augmentent l'appétit et constipent souvent. La sécrétion urinaire est augmentée. Elles sont souvent pesantes et nauséuses et provoquent des rapports sulfurés. Il y a des malades qui ne peuvent les supporter qu'en y ajoutant du sirop ou quelque infusion.

Les eaux de Luchon s'emploient d'une manière formelle dans les maladies de la peau, les affections rhumatismales, les affections scrofuleuses et lymphatiques, les affections catharrales chroniques et diathésiques de l'appareil de la respiration, les affections tuberculeuses, les débilités, les névroses, les affections syphilitiques, les affections utérines, la leucorrhée atonique chez les femmes herpétiques ; lymphatiques ou scrofuleuses, la chlorose, la goutte et les vieilles plaies.

L'établissement thermal de Luchon est installé sur un mode grandiose et d'une façon très complète. Les diverses parties qui le composent, buvettes, bains, douches, étuves, appareils de pulvérisation, de humage, et d'inhalation, présentent toutes les conditions que la variété des sources et les ressources de la balnéothérapie commandent.

LUXEUIL (Haute-Saône, arrond. de Lure.) Altitude 447m *Eau chlorurée sodique faible et ferrugineuse magnanésienne*. Température de 19° à 56°. Sources nombreuses appartenant et aux eaux *chlorurées faibles* et aux eaux *ferrugineuses magnanésiennes*.

Les eaux chlorurées de Luxeuil appartiennent à la catégorie des eaux faiblement minéralisées et fortement thermales. Les sources ferrugineuses de cette station constituent certainement une des parties les plus intéressantes des eaux de Luxeuil. Beaucoup moins minéralisées que les autres sources particulièrement en chlorure de sodium, elles sont remarquables par la présence simultanée du magnanèse en proportion notable, du fer et de l'arsenic. Leur température, qui rend facile de leur prêter un degré approprié aux bains moyennant un faible mélange à quelques-unes des autres sources, permet d'administrer des *bains ferrugineux*, dont on trouverait difficilement l'équivalent ailleurs.

Les bains sont employés à des températures diverses de manière à fournir des bains frais, tempérés, chauds et très chauds. Les premiers sont sédatifs et les derniers excitants. On comprend aisément à quelles séries d'indications les uns et les autres répondent. Ces applications de températures particulières ne sont pas seulement une appropriation à des exigences d'indications ; il faut y voir un élément thérapeutique formel. Les bains de vapeur sont administrés à une température élevée ; les douches sont très usitées.

On a coutume de commencer le traitement interne par l'usage des sources les moins actives. D'une digestion facile, elles agissent sur les reins, sur la peau, comme toutes les boissons abondantes et chaudes, prises surtout concurremment avec un traitement balnéaire.

Les eaux de Luxeuil s'appliquent spécialement : aux affections névropathiques, à l'anémie, chez des sujets très affaiblis, à la chlorose, aux rhumatismes musculaires ou nerveux, à la sciatique, à la goutte, aux paralysies rhumatismales, aux névroses générales étroitement liées à l'anémie, à l'hystérie, aux affections utérines, à la dyspepsie, à la gastralgie, à l'entéralgie rhumatismale, aux affections catarrhales atoniques des organes génitaux, et à certaines blennorrhées opiniâtres.

On emploie encore avec le plus grand succès les *dépôts* des eaux de Luxeuil, en application sur les plaies et ulcères de toute espèce, les abcès scrofuleux, sur les tumeurs des glandes, sur les dépôts froids des articulations et même sur certains chancres vénériens.

L'établissement thermal de Luxeuil est pourvu de tous les agents balnéothérapiques nécessaires : baignoires, piscines, appareils à douches, étuves et buvettes.

MARLIOZ (Savoie). *Eau sulfurée sodique.* Température 14°. Trois sources très voisines l'une de l'autre, minéralisées par les mêmes éléments, mais à des degrés différents.

Les eaux de Marlioz s'administrent principalement en boisson et sous forme d'inhalation et de pulvérisation. La dose indiquée pour l'usage interne de ces eaux

6*

varie selon les circonstancès. Leur effet primitif est celui de fortifier l'estomac et d'augmenter l'activité des fonctions digestives. Leur action secondaire est subordonnée à la quantité qu'on en ingère.

Les bains de ces eaux ne s'administrent qu'avec de l'eau commune préalablement chauffée.

Les eaux de Marlioz s'appliquent spécialement aux affections catarrhales ou nerveuses de l'appareil respiratoire, à phthisie au premier et au deuxième degrés.

Elles sont encore employées avec grand succès dans les maladies de la peau, les affections lymphatiques et cachectiques, les engorgements glandulaires, les arthrites chroniques, la carie, les ulcères, la leuchorrée et la chlorose.

L'établissement thermal de Marlioz présente une installation complète; on y trouve salles d'inhalation, de pulvérisation et des buvettes à température déterminée.

MARTIGNÉ-BRIANT (Maine-et-Loire, arrond. de Saumur). *Eau ferrugineuse bicarbonatée.* Température 15°. Trois sources ayant la plus grande analogie de composition. Outre ces trois sources, il existe encore une source considérée pendant longtemps comme sulfureuse. La minéralisation de cette source, comparée à celle des trois autres, montre suffisamment que l'eau sulfureuse est un mélange d'eau minérale ordinaire et d'eau douce de mauvaise nature.

Les eaux de Martigné-Briant s'emploient dans : la chlorose, les engorgements utérins, la dyspepsie et l'anémie.

Martigné-Briant possède plusieurs établissements où l'eau minérale est utilisée en bains et en boisson.

L'eau n'ayant qu'une température de 15° est chauffée artificiellement, opération qui la dépouille rapidement d'une portion de son oxyde de fer, mélangé de carbonate et de sulfate de chaux.

MÉDAGUE (Puy-de-Dôme, arrond. de Thiers). *Eau*

bicarbonatée mixte. Température 15° à 16°. Trois sources assez abondantes et contenant une notable proportion de chlorure sodique.

Les eaux de Médague examinées à leur source répandent une odeur sulfuro-bitumeuse assez prononcée. Elles s'emploient avec grand succès dans les fièvres intermittentes rebelles, les engorgements du foie et de la rate, suite de ces fièvres, la dyspepsie, la chlorose et la gravelle.

Médague possède un petit établissement thermal.

MOLITG (Pyrénées-Orientales, arrond. de Prades). *Eau sulfurée sodique.* Température 21° à 57° 9. Dix sources émergeant d'un terrain granitique au bord de la rivière, au pied d'un coteau rapide, à 2 kilomètres du village de Molitg.

Les eaux de Molitg sont remarquables par la grande quantité de matière organique qu'elles renferment. Elles lui doivent une onctuosité particulière qui lubrifie la peau, la rend douce au toucher, et exerce une influence topique spéciale, ce qui a fait donner aux bains qu'elles fournissent le surnom de *Bains de délices.*

On attribue à la présence de la glairine qu'elles contiennent le peu de tolérance de l'estomac, pour leur usage interne, circonstance qui oblige à les couper avec une boisson délayante.

Les eaux de Molitg s'appliquent spécialement aux maladies de la peau, aux affections herpétiques, et à la scrofule. Elles sont encore employées avantageusement dans le traitement des rhumatismes chroniques, des engorgements articulaires, des paralysies, des affections catarrhales des bronches, de la vessie, des affections utérines tenant à un affaiblissement général de l'économie ou à l'herpétisme, de la chlorose, de la gravelle, des ulcères atoniques, et des plaies.

Molitg possède deux établissements thermaux parfaitement installés, on y trouve salles de bains, de douches, d'inhalation, étuves, et buvettes.

MONESTIER DE BRIANÇON, (Hautes-Alpes, arrondissement de Briançon.) *Eau sulfatée calcique.* Température de 22° à 43°. Deux sources, l'une au nord et l'autre au midi.

L'eau de la source du Nord est destinée à la boisson, et celle du Midi aux bains.

Les bains s'emploient avec succès dans les maladies de la peau, les rhumatismes chroniques, les engorgements articulaires, et les accidents consécutifs aux plaies d'armes à feu.

Prises à l'intérieur, on les emploie dans les dyspepsies, et les obstructions abdominales.

Il y a à Monestier un établissement thermal.

MONT-DORE (Puy-de-Dôme, arrond. d'Issoire). Altitude 1046ᵐ. *Eau bicarbonatée mixte et ferrugineuse bicarbonatée.* Température 12° à 45°,5. Huit sources dont sept thermales et une froide, jaillissant des terrains volcaniques.

Les eaux du Mont-Dore nous représentent une médication assez difficile à définir et à caractériser. Ici on se trouve en présence d'une eau faiblement minéralisée, et à laquelle ses qualités ferrugineuse et arsenicale, tout en entrant en ligne de compte, ne sauraient imprimer une véritable caractérisation, et d'une thermalité considérable, que la pratique consacrée par l'expérience s'applique à mettre en jeu d'une façon énergique et très particulière. Quant au climat du Mont-Dore il est difficile de lui attribuer une influence précisément favorable. Si l'altitude considérable de la station peut convenir à une partie des malades qui s'y rendent, les variations du temps, l'inégalité de la température, la durée très courte de la belle saison Juillet et Août, ne doivent pas moins être prises en considération.

Les eaux du Mont-Dore s'appliquent spécialement au rhumatisme musculaire ou articulaire surtout lorsqu'il n'existe ni déformation ni engorgement, aux affections herpetiques, à la goutte, aux paralysies, à la pleurésie chronique, à l'entéralgie. Le traitement thermal qui domine la pratique du Mont-Dore est celui des maladies de l'appareil respiratoire, catarrhe bronchique, phthisie, tuberculisation, asthme. Mais spécialement lorsqu'une affection chronique de la poitrine quelle que soit sa nature est symptômatique de quelque affection rhumatismale, goutteuse ou dartreuse, dont les manifestations ont disparu, et qu'il soit indiqué de rappeler ces dernières à leur siége d'élection, alors ce traitement trouve une application utile. Mais il ne convient pas certainement, comme les eaux sulfurées, aux cas où celui-ci se rattache à une constitution ou à une diathèse lymphatique, scrofuleuse ou herpetique.

L'établissement thermal du Mont-Dore, est d'une grande élégance et assez bien installé; il contient cabinets de bains, piscines, appareils de douches ascendantes, salles d'aspiration, cabinets de douches de vapeur, salles d'inhalation, et buvettes.

Les eaux du Mont-Dore sont employées à distance; on en fait usage dans les affections chroniques des voies respiratoires. Elles possèdent sous cette forme, une efficacité assez restreinte, et qui ne saurait être comparée à celle des eaux sulfureuses transportées.

MONTMIRAIL (Vaucluse, arrond. d'Orange.) *Eaux sulfurée calcique, et sulfatée sodique magnésique.* Température 16°. Deux sources très voisines, l'une sulfatée magnésique et sodique, l'autre sulfurée calcique.

La source sulfurée calcique de Montmirail provient d'infiltrations séléniteuses dont une partie du sulfate a été ramenée à l'état de sulfure par voie de réduction par les matières organiques.

La source sulfatée magnésique présente le grand avantage de purger sans déterminer presque jamais de coliques, ni de sécheresse de la bouche, ni de constipation consécutive. Son effet purgatif a été comparé à celui de l'eau de Sedlitz artificielle, à 52 et même à 48 grammes, se manifeste ordinairement d'une demi-heure à une heure après l'ingestion, et dure de deux à quatre heures, quelquefois davantage. Auprès de la source, l'effet purgatif est à peu près constant à la dose de trois quarts de litre à un litre. Elle agit aussi bien que les eaux de Sedlitz, sans en avoir la saveur désagréable.

Les eaux de la source sulfurée calcique s'emploient avec succès : dans les maladies de la peau, le catarrhe pulmonaire, et la suppression des menstrues. Ces eaux se combinent dans certains cas avec celle de la source sulfatée magnésique.

Les eaux de la source sulfatée magnésique s'emploient dans les maladies de la peau, les rhumatismes, la goutte, la gravelle, la dyspepsie, le catarrhe vésical, les fièvres intermittentes, les engorgements du foie et les affections utérines.

L'établissement thermal de Montmirail contient : baignoires, étuves, douches, buvette, et offre un ensemble de ressources suffisant.

NÉRIS (Allier, arrond. de Montluçon). Altitude 260m. *Eau bicarbonatée mixte.* Température de 46° à 52°. Six sources fort semblables.

Les eaux de Néris ont une constitution insignifiante en apparence, dépourvue même d'un des principes, tels que l'arsenic, auxquels on attache si volontiers une part capitale dans l'action des eaux minérales, une matière organique, à laquelle il paraît difficile d'assigner des propriétés bien définies, enfin une température élevée qui est un des caractères les plus frappants de ces eaux. Cependant il résulte de ces caractères une médication effective et intéressante, et qui, tout en se rapprochant des eaux faibles et très chaudes, n'en ont pas moins un caractère propre. Cette médication peut être définie *sédative* et *excitante*, faiblement il est vrai. Ces deux idées ne comportent pas nécessairement contradiction. La sédation est l'action définitive et finale; l'excitation ne serait qu'un des moyens de la médication. Enfin pouvons-nous dire que l'action sédative appartient en propre aux eaux de Néris, et que l'action excitante est surtout le fait de la thermalité. Ce qu'il y a de certain, c'est qu'alors qu'on veut absolument éviter celle-ci, on à recours aux bains à faible température.

Les eaux de Néris s'appliquent spécialement, aux névroses, aux rhumatismes nerveux, aux névralgies sciatiques, à la goutte, aux paralysies rhumatismales, aux névralgies intercostales et plantaires, à la gastralgie, à l'hystérie, aux affections utérines s'accompagnant d'un appareil névropathique; a l'entéralgie, à certaines maladies de la peau : le lichen, le prurigo, l'eczéma, lorsqu'elles ne résultent pas d'origine diathésique.

On a encore obtenu de bons effets des bains et des douches, dans les suites de fractures, de luxations, ou d'anciennes blessures. On emploie aussi les conferves en applications ou frictions résolutives.

Néris possède un grand établissement thermal des mieux installés que l'on puisse citer. Il contient un grand nombre de baignoires, des piscines chaudes, des piscines tempérées , des étuves, des bains de vapeur, des appareils de douches de toute nature, et

des buvettes. Il y a en outre une installation hydrothérapique complète.

NIEDERBRONN (Bas-Rhin, arr. de Wissembourg).
Altitude 192 ᵐ. *Eau chlorurée sodique forte.* Température 17°, 5. Deux sources distantes de 20 mètres
l'une de l'autre, mais présentant les mêmes caractères;
au reste, elles communiquent ensemble par deux con-
duits souterrains.

Les eaux de Niederbronn, se distinguent parmi les
chlorurées sodiques fortes, par leur proportion modérée en chlorures, leur faible température et leurs
qualités gazeuses. Elles sont administrées d'après trois
méthodes. principales, suivant que l'on veut atteindre
un effet évacuant, produire une action altérante
ou résolutive, ou tonifier. La méthode purgative réclame
l'usage interne de l'eau minérale à forte dose, de
deux à trois litres pris par verrées rapprochées. Mais
il faut quelquefois recourir à l'addition de quelques
sels neutres, ou de purgatifs amers, pour obtenir
l'effet désiré. La méthode résolutive consiste dans
l'emploi de bains, d'une demi-heure à deux heures
de durée, dont la température est élevée au-dessus
de l'indifférente, condition essentielle, et dans l'usage
modéré de la boisson. On ajoute quelquefois du
chlorure de sodium au bain, pour en accroître l'activité. Dans la méthode tonique, on emploie des bains
à faible température, de 22° à 52°, à courte durée;
la boisson minérale, lorsqu'elle est usitée, à dose peu
élevée.

Les eaux de Niederbronn s'appliquent spécialement
aux affections lymphatiques et scrofuleuses, au rhumatisme, aux paralysies, à l'hypocondrie, à la dyspepsie muqueuse ou pituiteuse, à la leucorrhée, aux
affections utérines, aux engorgements utérins, à la
pléthore abdominale, aux hémorrhoïdes internes, et à
l'eczema, chez les sujets lymphatiques ou scrofuleux,

aux fièvres intermittentes, et aux engorgements du foie.

La station de Niederbronn appartient à la commune ; les bains et les douches se trouvent dans des hôtels ou des maisons particulières.

OLETTE (Pyrénées-Orientales). *Eau sulfurée sodique.* Température 27° à 78°. Sources très nombreuses et très abondantes divisées en trois groupes : groupe de *Saint-André,* groupe de l'*Exalada* et groupe de la *Cascade.* L'origine de ces sources est commune, et leur composition et leur constitution à peu près identiques. On constate toutefois que la proportion de sulfure de sodium et des autres sels est d'autant plus grande que les eaux sont à une température plus élevée ; aussi, celles qui sont à peu près froides n'accusent-elles que des traces de principe sulfuré.

Les eaux d'Olette s'appliquent d'une manière spéciale au traitement des affections névropathiques, des névroses, des rhumatismes nerveux, des affections scrofuleuses, des maladies de la peau, des ophthalmies scrofuleuses, des affections herpétiques, des dyspepsies, des gastralgies, de la dyssenterie, des catarrhes de l'appareil urinaire, de la gravelle, des entorses et des luxations, des paralysies, de la syphilis, des catarrhes bronchiques et pulmonaires.

Olette possède un établissement thermal et un vaste hôtel propre à recevoir des malades de toutes les classes.

OREZZA (Corse, arrond. de Bastia). *Eau ferrugineuse bicarbonatée.* Température 15°. Plusieurs sources qui jaillissent à une petite distance les unes des autres.

Les eaux d'Orezza sont particulièrement utiles dans la chlorose, la dyspepsie, les engorgements des viscères abdominaux, l'atonie du tube digestif, la suppression des menstrues, les flueurs blanches et les convalescences.

7

Ces eaux sont employées en boisson dans tous les cas sus-énoncés. Elles sont aussi transportées.

L'établissement thermal d'Orezza présente une bonne installation.

ORIOL (Isère, arrond. de Grenoble). *Eau ferrugineuse bicarbonatée*. Température 18°. Deux sources ayant à peu près la même composition.

Les eaux d'Oriol sont surtout transportées, et mériteraient un emploi plus répandu, en raison de la facilité avec laquelle l'estomac les tolère.

Ces eaux s'appliquent spécialement avec grand succès dans les dyspepsies, l'anémie, la chloro-anémie, la chlorose, les engorgements utérins et les affections utérines.

Oriol possède un établissement thermal bien installé.

PIERREFONDS (Oise, arrond. de Compiègne) Altitude 84m *Eau sulfurée calcique* et *ferrugineuse bicarbonatée*. Température 12°. Une source sulfurée et une source ferrugineuse utilisée comme accessoire de la médication sulfurée.

Les eaux de Pierrefonds, se rapprochent de celles d'Enghien, et présentent les applications ordinaires des eaux sulfurées faibles et froides. Elles n'offrent ni les ressources fournies par une haute thermalité, ni l'action excitante que les sulfurées calciques les plus fixes des Pyrénées empruntent à leur plus simple sulfuration.

Ces eaux sont employées en boisson, bains, douches, inhalation sous forme de pulvérisation. Elles s'appliquent spécialement aux affections catarrhales de l'appareil respiratoire, à la phthisie à la deuxième période, à la bronchite catarrhale chronique sans irritabilité fluxionnaire ou nerveuse trop prononcée, aux affections herpétiques, et aux catarrhes utérin, vaginal, même vésical.

L'établissement de Pierrefonds présente une bonne installation et comprend: cabinets de bains, salles de douches, d'inhalation et buvettes.

PIÉTRAPOLA (Corse, arrond. de Bastia). *Eau sulfu-rée sodique.* Température de 52° à 53°. Dix sources rap-prochees et très abondantes.

Les eaux de Piétrapola par la variété de leur tempé-rature, et leur minéralisation se rapprochent beaucoup des eaux sulfurées pyrénéennes. On combine l'usage interne et externe des eaux de cette station. Elles sont justemen: réputées par leurs propriétés sédatives.

Les eaux de Piétrapola sont employées avec grand suc-cès dans l'état névropathique, l'hystérie, la chorée, les spasmes, les névroses du col utérin, a paralysie nerveuse, le rhumatisme nerveux, la cachexie syphilitique, les maladies de la peau, les manifestations éréthiques de la scrofule, les maladies des os et des articulations, réliées au lymphatisme.

L'établissement thermal de Piétrapola est complè-tement installé; on y trouve: piscines, cabinets de bains, douches, buvettes et bassin de réfrigération.

La saison la plus favorable pour prendre ces eaux et du 15 mai au 15 juillet. On en compte une seconde en automne.

PLOMBIÈRES (Vosges arrond. de Remiremont). Altitude 430ᵐ *Eaux sulfatée sodique* et *ferrugineuse bicarbonatée.* Température de 21° à 71°. Sources nombreuses, sulfatées sodiques, et une source ferru-gineuse.

Les eaux de Plombières sont *silicatées,* à bases de soude, de potasse, de chaux et de magnésie. Elles offrent une grande variété de température et sont fai-blement minéralisées. Elles possèdent cependant une activité incontestable, et qui semble excessive pour quelques malades à prédominance nerveuse. Il est vrai qu'elles renferment de la matière organique en pro-portion considérable, et de l'arsenic, et c'est à ce dernier titre qu'on attribue à peu près exclusivement l'action thérapeutique de ces eaux dont la propriété altérante élective a le système nerveux pour objet.

Les eaux de Plombières s'appliquent spécialement avec succès : dans les affections de l'appareil digestif, dyspepsie, gastrite, gastralgie, gastro-entéralgie ; les affections intestinales : entéralgies, entérite-chronique ; ou dyspepsie intestinales ; les affections du foie, chez les rhumatismants, et les individus affaiblis et névropathiques, les rhumatismes nerveux, musculaire, articulaire ; les paralysies rhumatismales; les maladies de la peau papuleuses, et eczématiques; les fièvres intermittentes, les affections utérines et la cachexie paludéenne.

Malgré leur minéralisation peu élevée, on voit quelquefois l'usage des eaux de Plombières aggraver l'état des individus névropathiques, présentant surtout des symptômes gastro-intestinaux. Cela dépend souvent de l'usage abusif de la thermalité et des douches.

Plombières possède six établissements thermaux, on y trouve : piscines, bains simples, bains avec douches fortes, bains avec douches moyennes, douches spéciales, salles de douches verticales de pluie, de cercles, de goutte. Salles de bains de siège et de pieds; douches ascendantes fixes; étuves, caisses de vapeur ; bains locaux de vapeur ; douches générales de vapeur ; bains russes complets. L'installation balnéaire de ces établissements est étudiée de manière à y réaliser tous les perfectionnements de l'hydrothérapie minérale.

POUGUES (Nièvre, arrond. de Nevers). *Eau bicarbonatée calcique.* Température 12°. Deux sources dont une seule, celle de *Saint-Léger* est utilisée en boisson, et les eaux de la deuxième servent aux bains et aux douches après avoir été chauffées par la vapeur.

Les eaux de Pougues exalent une odeur sulfureuse assez prononcée, ce qui tient sans doute à la décomposition des sulfates par de la matière organique, et renferment une proportion très notable d'iode. Ces eaux légèrement purgatives à dose élevée, sont généralement bien tolérées, même par les estomacs irritables ou douloureux. Leur usage détermine quelques phénomènes d'excitation qui nous paraissent analogues à ceux qu'occasionnent toutes les boissons gazeuses. Elles développent l'appétit, excitent légèrement les organes urinaires. En un mot, ce sont des eaux digestives, peu actives du reste, et plutôt sédatives qu'excitantes, comme le prouvent leurs applications les plus spéciales.

Les eaux de Pougues conviennent spécialement aux dyspepsies, aux gastralgies douloureuses, aux affections des voies urinaires, douleurs des reins, catarrhes de la vessie, calculs vesicaux, la gravelle phosphatique ; aux engorgements du foie douloureux ; aux coliques hépatiques non calculeuses ; aux fièvres intermittentes ; aux catarrhes utérins, aux affections scrofuleuses et chlorotiques chez les jeunes sujets.

Il existe à Pougues, un établissement thermal complètement installé avec cabinets de bains, douches, douches de vapeur, buvettes et appareils de gymnastique.

On exporte de cette station une quantité considérable d'eau minérale qui, après avoir séjourné pendant quelque temps dans des bouteilles, laisse déposer une proportion sensible de carbonate terreux.

PRÉCHAC (Landes, arrond. de Dax). *Eau chlorurée sodique, moyenne.* Température froide. Une source très abondante.

Les eaux de Préchac sont employées avantageusement dans le traitement des rhumatismes chroniques, des maladies de la peau, des paralysies, des névralgies et des gastrites chroniques.

L'établissement thermal de Préchac offre une installation balnéaire complète.

LA PRESTE (Pyrénées-Orientales, arrond. de Céret).

Eau sulfurée sodique. Température de 37º à 44º 60. Quatre sources.

Les eaux de La Preste peuvent se prendre en général à dose élevée, elles augmentent l'appétit et se digèrent très bien. Cependant, il convient d'apporter quelque ménagement dans leur usage, surtout dans les affections urinaires ; on les coupe même souvent avec du lait ou de l'eau d'orge. Même à petite dose elles paraissent assez manifestement diurétiques. L'urine perd rapidement ses qualités acides, mais elle devient rarement alcaline. Les bains à température indifférente déterminent des sueurs abondantes, sans affaiblir.

Ces eaux conviennent spécialement aux affections catarrhales des voies urinaires : catarrhe de la vessie, névroses de la vessie, néphrites chroniques douloureuses, calculs vésicaux, gravelle phosphatique, gravelle urique accompagnée de coliques néphrétiques ; aux affections catarrhales de l'appareil pulmonaire, au rhumatisme, aux maladies sèches de la peau, aux affections utéines et à la chlorose.

L'établissement thermal de La Preste contient : baignoires, douches, buvettes, etc.

PROPIAC (Drôme, arrond. de Nyons). *Eau sulfatée calcique.* Température 16º. Sept sources, ayant une origine commune et des proportions à peu près identiques de principes minéralisateurs. L'eau d'une source *salée*, voisine des sources précédentes, est souvent mêlée à l'eau des bains.

Les eaux de Propiac s'emploient dans le traitement des maladies de la peau, des affections fonctionnelles de l'appareil digestif et des rhumatismes.

Propiac possède un établissement thermal avec bains, douches, buvette, etc.

PROVINS (Seine-et-Marne). *Eau ferrugineuse bicarbonatée.* Température froide. Plusieurs sources, dont la principale, celle de *Sainte-Croix*, est seulement utilisée en boisson,

Ces eaux conviennent spécialement à la chlorose, à la dyspepsie, la leucorrhée, à la suppression des menstrues, et aux fièvres intermittentes rebelles.

On fait usage de ces eaux en boisson ; et les mois de mai et de septembre sont consacrés à cet usage d'après une habitude traditionnelle.

PUZZICHELLO (Corse, arrond. de Corte). *Eau sulfurée calcique*. Température 16° à 17°. Deux sources principales très rapprochées l'une de l'autre, ayant la même origine et à peu près la même constitution. A une petite distance des sources sulfurées se trouve une source ferrugineuse utilisée avec les eaux des autres sources.

Les eaux de Puzzichello sont actives et un peu excitantes ; les bains portent à la peau. A la dose de plusieurs verres elles purgent légèrement.

Ces eaux s'emploient avantageusement dans les maladies de la peau, le rhumatisme, la dyspepsie, la syphilis, les affections utérines, la suppression des menstrues, et du flux hémorrhoïdal, et les ulcérations atoniques et serpigineuses.

L'établissement thermal de Puzzichello comprend une piscine, cabinets de bains, douches, buvettes, et un local reservé pour les bains de limon.

RANÇON (Seine-Inférieure). *Eau ferrugineuse bicarbonatée*. Température froide. Une source.

Les eaux de Rançon s'emploient dans la chlorose, la dyspepsie, la suppression des menstrues, et l'atonie de l'utérus.

Ces eaux sont usitées en boisson sur place.

RENNES-LES-BAINS (Aude, arrond. de Limoux). Altitude 519 m. *Eau chlorurée sodique*, faible et *ferrugineuse bicarbonatée*. Température 12° à 51°. Cinq sources faiblement minéralisées.

On se sert pour mitiger l'eau des bains et celle utilisée en boisson de l'eau de la rivière de Salz qui baigne l'établissement. Cette eau courante est elle-même très minéralisée, en chlorures de sodium, de magnésium, et même une quantité de sulfates de soude, de chaux et de magnésie. La source ferrugineuse bicarbonatée a une température de 51°, circonstance très rare pour une eau ferrugineuse.

Les eaux minérales de Rennes agissent en excitant les sécrétions et les excrétions ; leur action se manifeste suivant les individualités ; en général, les effets diurétiques sont fréquents.

Ces eaux s'appliquent spécialement avec succès : aux rhumatismes chroniques et aigüs, aux paralysies, aux fausses ankyloses, aux névralgies, aux tumeurs blanches, des articulations, aux engorgements glanduleux, à la suppression des menstrues, et à la leucorrhée passive chez les sujets lymphatiques.

Il existe à Rennes-les-Bains un établissement thermal comprenant : baignoires, douches, buvettes, etc.

RIEUMAJOU (Hérault, arrond. de Saint-Pons). *Eau bicarbonatée calcique.* Température de 14° à 16°. Onze sources abondantes ayant à peu près la même constitution et la même origine.

Les eaux de Rieumajou sont employées avantageusement dans les affections de l'appareil urinaire, le catarrhe vésical, la gravelle, les dyspepsies, les engorgements du foie, les calculs biliaires et les affections utérines.

L'établissement thermal de Rieumajou est complétement bien installé. On y trouve : bains, douches, buvettes, etc.

ROUZAT (Puy-de-Dôme, arrondissement de Riom). *Eau ferrugineuse bicarbonatée.* Température de 12° à 51°. Deux sources : l'une froide et l'autre thermale.

Les eaux de Rouzat s'emploient dans le traitement des

affections scrofuleuses, rhumatismales, chlorotiques et des dyspepsies.

Il existe à Rouzat un établissement thermal. Il se compose de petites piscines, cabinets de bains, appareils de douches et buvettes.

ROYAT (Puy-de-Dôme, arrondissement de Clermont-Ferrand). Altitude 450m. *Eau bicarbonatée mixte et ferrugineuse.* Température 19°,5 à 55°,5. Quatre sources.

Les eaux de Royat sont toniques et un peu excitantes ; appliquées sous la forme de bains, elles exercent une action dérivative et stimulante du côté de la peau.

Ces eaux s'emploient avec succès dans l'anémie, la chlorose, l'état névropathique, les catarrhes pulmonaires chroniques, l'asthme humide, les dyspepsies, les gastralgies, les entéralgies subaiguës, la leucorrhée, les engorgements indolents de l'utérus, les paralysies incomplètes, les fausses ankyloses, les engorgements simples qui suivent les fractures et les luxations, les rhumatismes nerveux et musculaires, internes et externes, les rhumatismes articulaires simples ou goutteux.

L'établissement thermal de Royat contient : des piscines dans lesquelles l'eau minérale se renouvelle incessamment, cabinets de bains se renouvellant à la même température ou à une température plus élevée graduellement. Cabinets de douches, bains de vapeur, salles d'aspiraitons et buvettes.

SAIL-LÈS-CHATEAUMORAND (Loire, arrond. de Roanne). *Eaux bicarbonatée mixte, ferrugineuse bicarbonatée,* et *sulfurées.* Température de 10° à 34°. Trois sources bicarbonatées mixtes, une source ferrugineuse bicarbonatée et deux sources sulfurées.

Ces eaux conviennent aux sujets phlegmatiques, à fibre molle, et possèdent des propriétés résolutives assez prononcées; elles sont encore notablement diurétiques.

Les applications spéciales des eaux de Sail-lès-Chatenumorand, s'adressent aux maladies de la peau. aux rhumatismes, à la dyspepsie, à la gastralgie et aux affections utérines.

Il existe à Sail-lès-Chateaumorand un étab'issement thermal, très bien installé composé de cabinets de bains, de douches, d'appareils de chauffage à la vapeur pour élever la température des eaux; dehors, et dans un bâtiment spécia', on a établi une vaste piscine ou vingt personnes peuvent nager sans difficulté. Enfin chaque source présente une buvette.

SAINT-ALBAN (Loire, arrond. de Roanne). *Eau ferrugineuse bicarbonatée.* Température 17°. Quatre sources ayant une origine commune et une compostion identique.

Les eaux de Saint-Alban sont l'objet d'une exportation considérable. On y fabrique en outre sur une grande échelle, des eaux gazeuses simples et des limonades gazeuses avec le gaz des sources. Ces eaux sont apéritives et diurétiques. Lorsqu'on en fait usage en bains et en boisson, on ne tarde pas en général à éprouver quelques phénomènes d'excitation et en particulier une éruption à la peau.

Les eaux de Saint-Alban s'appliquent avec grand succès dans les dyspepsies par l'atonie de l'appareil digestif; les gastralgies douloureuses surtout chez les sujets atteints d'anémie ou de chlorose; les néphrites chroniques et surtout les néphrites calculeuses; les calculs vésicaux, les catarrhes vésicaux, les maladies de la peau: impétigo, acné, eczéma, herpès; le rhumatisme, les engorgements du foie et les calculs biliaires.

Les angines chroniques, les aphonies asthéniques, l'asthme nerveux, la fatigue du larynx chez les prédicateurs et les chanteurs par exemple, sont guéris à Saint-Alban par les applications spéciales de l'acide carbonique.

Il y a à Saint-Alban un établissement thermal avec bains, douches et buvettes ; il y a surtout une installation très remar,uable et très complète pour le traitement par le gaz acide carbonique.

SAINT-AMAND (Nord), arrond. de Valenciennes. *Eau sulfatée calcique.* Température 19°,5. Trois sources principales qui se trouvent à 2 kilom. de Saint-Amand.

La station thermale de Saint-Amand est surtout connue pour l'usage que l'on y fait des *boues* ou terres délayées par l'eau minérale. Ces boues diffèrent notablement des eaux dont elles proviennent. On n'y trouve pas du sulfate de chaux, mais du sulfate de fer et des matières extractives et végéto-animales dont les eaux contenaient à peine des vestiges. La température de ces boues est élevée à un degré convenable au moyen d'appareils garnis de sable chaud que l'on place dans le bain de chaque loge, une heure avant que le malade y entre. Les eaux de Saint-Amand ne s'emploient guère en dehors des boues qui ont fait la renommée de cette station et qui la caractérisent réellement.

Les bains de *boues* de Saint-Amand s'appliquent spécialement dans les rhumatismes chroniques avec leurs conséquences organiques, c'est-à-dire dans les altérations que cette maladie détermine dans les organes ou dans les tissus organiques qu'elle affecte : muscles ou les articulations elles-mêmes, par exemple ; dans les paralysies, l'atrophie musculaire progressive et les douleurs locales.

L'établissement thermal de Saint-Amand se compose d'un grand nombre de loges ou cases de bains de boue, des cabinets de bains pour se laver en sortant des boues, des cabinets de bains et d'appareils de douches. L'eau minérale y est aussi administrée en boisson.

SAINT-CHRISTOPHE (Saône-et-Loire, arrond. de Charolles). *Eau ferrugineuse bicarbonatée.* Température froide. Une source dont la découverte ne remonte qu'à l'année 1851.

Les eaux de Saint-Christophe fournissent une boisson de table tonique et très agréable, mais on a jugé convenable pour en rendre la conservation plus facile, d'y introduire un excès d'acide carbonique.

Les bains de Saint-Christophe sont amenés à un degré convenable au moyen de mélange avec de l'eau douce chauffée ; on les administre à une température aussi basse que possible. Ils déterminent à la peau une sensibilité prononcée d'excitation, de fourmillements, d'astriction et produisent des effets notables de tonicité.

Ces eaux sont employées dans l'anémie, la chlorose, la dyspepsie, la gastralgie, la suppression des menstrues et la leucorrhée.

L'établissement thermal de Saint-Christophe présente une bonne installation.

SAINT-GALMIER (Loire, arrond. de Montbrison). *Eau bicarbonatée calcique*. Température froide. Trois sources ayant la même origine et à peu près la même constitution.

Les eaux de Saint-Galmier ne sont guère utilisées que transportées, et encore plus souvent à titre d'eaux digestives que d'eaux médicamenteuses. Elles constituent une boisson très agréable, légèrement stimulante qui éveille l'appétit, ranime les digestions languissantes et peut ainsi concourir utilement au traitement hygiénique ou médicamenteux d'affections de la peau, catharrhales, bronchiques, rhumatismales internes, gastralgiqoes, dyspepsiques, hépatiques, utérines et goutteuses. Leur usage habituel agit puissamment et efficacement sur les gravelles uriques ou phosphatiques.

Il y a à Saint-Galmier un établissement spécial pour l'expédition de ces eaux en bouteilles.

SAINT-GÉRAUD (Cantal, arrond. de Mauriac), *Eau ferrugineuse bicarbonatée*. Température 12°,5. Deux sources qui ont la même origine et la même constitution.

Les eaux de Saint-Géraud s'emploient avantageusement dans la chlorose, la suppression des menstrues, les affections utérines et les affections scorbutiques.

Il y a à Saint-Géraud un établissement thermal bien installé qui, malgre la difficulté des abords, est très fréquenté.

SAINT-GERVAIS (Savoie). Altitude 856°. *Eaux chlorurée sodique sulfureuse et ferrugineuse bicarbonatée.* Température de 20° à 42°. Six sources chlorurées sodiques sulfureuses et une source ferrugiueuse bicarbonatée.

Les eaux de Saint-Gervais sont à la fois sédatives et participant en même temps à quelques-unes des propriétés des chlorurées et des suifureuses. Prises à l'intérieur et à jeun, à la dose de quatre à six verres, bus à un quart d'heure d'intervalle, elles produisent des effets laxatifs, variables toutefois d'après les impressionnabilités individuelles. La source ferrugineuse est prescrite pour l'indication contraire. En général, elles stimulent vivem nt l'estomac. Outre les effets evacuants dont il a été parlé plus haut, on obtient une action diurétique très marquée et l'expulsion des graviers quand ils existent. Les bains n'offrenf rien de spécial, sinon qu'ils procurent à la peau une souplesse et une onctuosité qui dépend de la présence d'une proportion notable de matière organique dans ces eaux. En résumé, effets dérivatifs d'une part, au moyen de l'eau en boisson ; action sédative et topique de l'autre, dans le bain, telle est la caractéristique formelle du traitement suivi à Saint-Gervais.

Les eaux de Saint-Gervais conviennent spécialement aux maladies de la peau accompagnées de phénomènes névropathiques ou éréthiques ; à l'inertie des organes digestifs dépendant d'un état de faiblesse générale ; à la constipation opiniâtre ; aux engorgements du foie, aux rhumatismes viscéraux nevralgiques et aux affections utérines.

Saint-Gervais possède un établissement thermal complétement bien installé avec cabinets de bains, appareils de douches, étuves et buvettes. Le massage, les applications en bains et en cataplasmes de *boues* formées par les débris des matières organiques et salines des eaux sont également usités. Les mois de juillet et d'août conviennent le mieux pour suivre un traitement thermal près de cette station.

SAINT-HONORÉ (Nièvre, arrond. de Château-Chinon). Altitude 272 m. *Eau sulfurée sodique.* Température 16° à 51°. Cinq sources formant deux groupes.

L'action des eaux de Saint-Honoré est celle de toutes les eaux médiocrement sulfurées. Elles paraissent se rapprocher par cette condition commune des Eaux-Bonnes, de Saint-Sauveur.

Ces eaux sont employées avec succès dans la phthisie scrofuleuse au début ou à la deuxième période, les catarrhes scrofuleux des bronches ou du larynx, certaines affections scrofuleuses, la dyspepsie, les douleurs rhumatismales, la paralysie, la chlorose, certains catarrhes vésicaux, utérins ou vaginaux, et les maladies séro-purulentes de la peau.

L'établissement thermal de Saint-Honoré présente une installation complète. On y trouve : bains à diverses températures, appareils variés de douches, buvettes, salles d'inhalation, salle d'inhalation froide, alimentée par les émanations naturelles des eaux, multipliées par le battage, et des appareils de tous les genres permettent d'y faire de l'hydrothérapie froide.

SAINT-LAURENT-LES-BAINS (Ardèche, arrondissement de Largentière). Altitude 882m. *Eau bicarbonatée sodique, faible.* Température 55°,5. Une source très abondante alimentant trois établissements.

Les eaux de Saint-Laurent sont employées avec succès dans le rhumatisme, les névralgies, les paralysies, l'entéralgie, la scrofule externe et les vieilles plaies.

On trouve dans les trois établissements thermaux de Saint-Laurent plusieurs piscines, un grand nombre de baignoires, douches et étuves.

SAINTE-MARIE (Cantal, arrondissement de Saint-Flour). *Eau ferrugineuse bicarbonatée.* Température froide. Deux sources.

On emploie spécialement et avec succès les eaux de Saint-Marie en boisson, à la dose de six à huit verres tous les matins, dans l'atonie de l'appareil digestif, la chlorose, la dyspepsie, la suppression des menstrues et certaines inflammations chroniques de l'appareil génito-urinaire.

Cette station est très fréquentée par un assez grand nombre de personnes appartenant aux départements du Cantal, de la Lozère et de l'Aveyron.

SAINTE-MARIE (Hautes-Pyrénées, arrondissement de Bagnères-de-Bigorre). *Eau sulfatée calcique.* Température 17°. Quatre sources.

Les eaux de Ste-Marie réussissent très bien dans les affections hépatiques, les embarras gastriques, les engorgements du foie, de la rate, du pancréas, et du mésentère. Il y a à Ste-Marie un établissement thermal où l'eau minérale est chauffée artificiellement. On y trouve bains, douches et buvettes.

SAINT-MARTIN-VALMEROUX (Cantal, arrond. de Mauriac). *Eau ferrugineuse bicarbonatée.* Température 10°. Une source remarquable par sa minéralisation.

Les eaux de Saint-Martin attirent tous les ans un grand nombre de buveurs. On les prend à la dose de six à huit verres le matin; à très haute dose elles deviennent purgatives. Elles sont employées avantageusement dans l'anemie, la chlorose, les affections atoniques et névropathiques de l'estomac et du tube digestif, et la convalescence des fièvres intermittentes.

L'établissement de Saint-Martin-Valmeroux offre aux malades toutes les conditions nécessaires.

SAINT-MAURICE (Puy-de-Dôme, arrond. de Clermont-Ferrand). *Eau chlorurée sodique bicarbonatée.* Température 16° à 54°. Sources nombreuses, ayant toutes la même constitution.

Les sources de Saint-Maurice, très connues autrefois, sont encore désignées sous le nom de *Vic-le-Comte*. Ces eaux sont usitées en bains, en douches et en boissons. Elles s'emploient avantageusement dans les scrofules, le rachitisme, la chlorose, la dyspepsie, et les fièvres intermittentes rebelles.

L'établissement thermal de Saint-Maurice posssède : piscines, baignoires, appareils à douches et buvettes.

SAINT-NECTAIRE (Puy-de-Dôme, arrond. d'Issoire). Altitude 784m. *Eau chlorurée sodique bicarbonatée.* Température 18° à 40°. Sources nombreuses disposées dans les deux parties du village dites de Saint-Nectaire-le-Haut, et de Saint-Nectaire-le-Bas. Toutes ces sources qui émergent de roches granitiques, ont une origine commune, aussi leurs propriétés physiques et chimiques sont-elles à peu de chose près les mêmes.

Les eaux de Saint-Nectaire sont généralement faciles à digérer. Elles augmentent l'appétit et déterminent la soif. Elles constipent habituellement, et ne déterminent pas de sueurs prononcées. Prises à des doses élevées, elles amènent de l'embarras gastrique, souvent de la diarrhée. Les bains ont l'avantage de pouvoir être pris à des températures variées et natives, ils sont fortifiants ; à haute température ils sont très excitants.

Les eaux de Saint-Nectaire s'appliquent formellement : à la scrofule, aux rhumatismes, aux névralgies, à la sciatique névralgique, aux gastralgies périodiques, aux affections catarrhales scrofuleuses, à la leucorrhée, aux affections utérines, et à certaines maladies scrofuleuses de la peau.

Il y a à Saint-Nectaire trois établissements thermaux, dans lesquels on trouve cabinets de bains, appareils de douches d'eau et de gaz carbonique, appareils pour administrer le gaz carbonique en inhalation et buvette.

SAINT-PARDOUX (Allier, arrond. de Montluçon.) Altitude 510m. *Eau ferrugineuse bicarbonatée*. Température 12°, 80. Une source qui jaillit d'un sol argilo-siliceux.

Les eaux de Saint-Pardoux ont la plus grande analogie avec celles de St-Alban, et de Saint-Galmier; aussi sont-elles considérées comme d'excellentes eaux de table. On en exporte une grande quantité. Elles ne s'administrent qu'en boisson, depuis un verre jusqu'à trois ou quatre verres par jour, bues à jeun et à dose élevée, elles ont une action incisive très marquée. Les eaux de Saint-Pardoux sont employées avec succès dans les engorgements des viscères abdominaux, suites de fièvres intermittentes, les hydropisies abdominales, les affections atoniques de l'appareil urinaire, la dyspepsie et la chlorose.

Il y a à Saint-Pardoux un établissement spécial pour l'expédition de ces eaux en bouteilles.

SAINT-REMY-LA-VARENNE (Maine-et-Loire arrond. d'Angers) *Eau ferrugineuse bicarbonatée*. Température froide. Une source désignée sous le nom de la *Fosse-Saint-Aubin*.

Les eaux de Saint-Remy sont employées en boisson, dans la chlorose, la dyspepsie, la suppression des menstrues, et l'albuminerie.

On trouve à Saint-Remy un petit établissement avec buvette.

SAINT-SAUVEUR (Hautes-Pyrénées, arrond. d'Arge-

7*

lés). Altitude 770ᵐ. *Eau sulfurée sodique.* Température 19º à 55º Cinq sources dont deux seules sont exploitées.

Les eaux de Saint-Sauveur sont vulnéraires, détersives, savonneuses, fondantes, antispasmodiques, toniques, diurétiques, dépuratives, hyposthénisantes. Cet énoncé comprend les propriétés générales des eaux minérales, et en particulier des eaux sulfurées douces. Aux caractères généraux de la médication sulfurée affaiblie des eaux de Saint-Sauveur, il faut ajouter qu'elles sont sédatives.

Les eaux de Saint-Sauveur s'appliquent spécialement et formellement : chez les femmes faibles, lymphatiques, et en même temps névropathiques, des états de santé mal définis, excessivement difficiles à traiter, suites fréquentes de grossesses ou de couches laborieuses, ou de lactations fatiguantes, ou, de circonstances hygiéniques ou affectives défavorables et surtout dépressives. La constitution présente alors un mélange d'état névropathique, douleurs viscérales utérines, névralgies intercostales ou mammaires, phénomènes hystériformes, enfin variété infinie des accidents par lesquels se traduit *l'état nerveux,* avec de la faiblesse, anorexie ou appétits capricieux, dyspepsie ou gastralgie, langueur des fonctions et surtout de celles de la peau, calorification imparfaite, difficulté de la marche par faiblesse ou douleurs. Saint-Sauveur est surtout indiqué quand un pareil état se développe chez des femmes lymphatiques plutôt qu'anémiques. Mais c'est dans les affections utérines en particulier que ces eaux offrent des ressources précieuses.

Elles s'emploient également avec succès dans les affections scrofuleuses, les catarrhes bronchiques, pulmonaires, la phthisie, le rhumatisme, la syphilis, les paralysies, le catarrhe vésical et la chlorose.

Les eaux de Saint-Sauveur servent plutôt à modifier des troubles fonctionnels que des états organiques quelconques; mais elles ont ceci de précieux, qu'elles sont très salutaires dans beaucoup de cas où toute autre médication est, nous ne dirons pas stérile, mais souvent même impossible.

Saint-Sauveur possède un magnifique établissement thermal, complétement bien installé. On y trouve cabinets de bains, appareils de douches, bassin hydrothérapique, appareils à jets froids et buvettes.

SALIES (Basses-Pyrénées, arrond. d'Orthez). *Eau chlorurée sodique* forte. Température froide. Une source très abondante.

Les eaux de Salies sont douées d'une action reconstituante qui agit spécialement sur la peau et sur l'appareil digestif. Elles sont en outre sédatives par l'action qu'elles exercent sur le système sanguin, ce qui les rend très salutaires chez les individus à tempérament pléthorique exagéré et disposés aux congestions sanguines.

Les eaux de Salies sont employées avec avantage dans les scrofules, les affections lymphatiques, les paralysies, les pléthores abdominales, les affections hémorrhoïdales et les rhumatismes chroniques.

L'établissement de Salies est très bien installé avec baignoires, cabinets de douches, buvettes, etc.

SALIES (Haute-Garonne, arrond. de St Gaudens.) *Eaux, chlorurée sodique moyenne et sulfurée calcique.* Température froide. Deux sources : l'une sulfurée calcique, l'autre chlorurée sodique. Elles jaillissent dans le voisinage de carrières de plâtre et à une petite distance l'une de l'autre.

L'eau de la source chlorurée sodique est douée d'une action légèrement altérante et reconstituante qui agit spécialement sur l'appareil digestif et la peau.

Elle est employée avec avantage dans les paralysies, les pléthores abdominales, les affections hémorrhoïdales, les rhumatismes chroniques, les scrofules et les affections lymphatiques.

L'eau de la source sulfurée calcique convient dans les maladies de la peau, les affections herpétiques, le rhumatisme, la syphilis, la chlorose, la dyspepsie, les affections utérines, le catarrhe des voies urinaires, les affections lymphatiques, les scrofules, les maladies chirurgicales et traumatiques.

L'eau de cette dernière source, que sa constitution rapproche des eaux sulfurées calciques les plus riches, permet d'effectuer une très heureuse combinaison avec l'eau de la source chlorurée sodique qui se trouve à peu de distance, ainsi que l'attestent quleques cures remarquables, opérées à diverses reprises.

Les eaux de Salies ne sont pas exploitées au point de vue médical, et cependant on pourrait en tirer un excellent parti en bains et en douches, en installant un établissement thermal à proximité.

SAUBUSE (Landes, arrond. de Dax). *Eau chlorurée sodique moyenne.* Température 35°75. Une source jaillissant d'un bourbier ayant à peine un mètre d'eau, et dans lequel les malades se baignent.

Ces bains sont très efficaces dans les rhumatismes chroniques, les engorgements articulaires, les suites d'entorses et de fractures.

Il y a à Saubuse un petit établissement assez bien installé dans lequel on trouve baignoires, et autres appareils.

SENTEIN (Ariége, arrond. de St-Girons) *Eau ferrugineuse bicarbonatée.* Température 12°, 4. Une source très abondante.

Les eaux de Sentein sont employées en bains et surtout en boisson, dans l'anémie, la chlorose, la leucorrhée, la dyspepsie, la gastralgie, et la suppression des menstrues.

Il y a à Sentein un petit établissement assez bien installé.

SERMAIZE (Marne, arrond. de Vitry-le-Français). Température 11°. Une source très abondante.

Les eaux de Sermaize sont purgatives et diurétiques.

L'effet purgatif ne se fait guère sentir que pendant les huit premiers jours du traitement; mais l'effet diurétique persiste jusqu'à la fin. Ces eaux sont facilement tolérées à des doses considérables, ainsi trois ou quatre litres par jour. Elles augmentent l'appétit, tonifient d'une manière sensible. Le traitement est surtout interne.

Ces eaux sont employées avec avantage dans l'anémie, l'atonie provoquée par des causes dépressives, la chlorose, la suppression des menstrues, la dyspepsie, la gastralgie, les engorgements du foie, l'acné simple, la gravelle, le catarrhe vésical, les scrofules, le lymphatisme, les pertes séminales, et les fièvres intermittentes rebelles.

Il existe à Sermaize un établissement thermal qui contient : cabinets de bains, appareil de douche ascendante en jet unique, ou en pluie, qui sont alimentés par de l'eau minérale chauffée dans une chaudière close.

SIRADAN (Hautes-Pyrénées, arrond. de Bagnères-de-Bigorre). *Eaux sulfatée calcique et ferrugineuse bicarbonatée.* Température froide. Quatre sources : deux *sulfatées calciques,* deux *ferrugineuses bicarbonatées.*

Les eaux de Siradan ont sans aucun doute la même origine que celles de Sainte-Marie, situées dans la même vallée, et à une très petite distance les unes des autres.

Elles sont employées comme digestives et reconstituantes dans les dyspepsies, les états chloro-anémi-
miques, le catarrhe vésical et la gravelle.

Siradan possède un établissement thermal commode,
construit avec élégance et pourvu de tous les aména-
gements désirables.

SOULTZMATT (Haut-Rhin, arrond. de Colmar).
Altitude 275ᵐ. *Eau bicarbonatée sodique, faible.*
Température froide. Six sources très rapprochées les
unes des autres, ayant toutes la même origine et la
même constitution.

Les eaux de Soultzmatt sont administrées à l'intérieur, en bains et en douches. On emploie encore
concurremment et d'une façon méthodique l'eau balsa-
mique et le petit lait. Elles sont très digestives.

Ces eaux s'emploient avec avantage dans la dyspepsie,
la gastralgie douloureuse, les catarrhes pulmonaires,
et les affections catarrhales de l'appareil urinaire.

L'établissement thermal de Soultzmatt contient, cabinets de bains, appareils de douches, buvettes, etc.

Transportées, ces eaux constituent d'excellentes eaux
digestives de *table*.

SYLVANÉS (Aveyron, arrond. de Saint-Afrique).
Altitude 400ᵐ. *Eau ferrugineuse bicarbonatée.*
Température de 35° à 38°. Trois sources identiques.

Les eaux de Sylvanés sont utilisées en boisson et
en bains; elles sont coupées quelquefois avec du lait
enfin on ajoute pour l'usage interne l'eau de Cama-
rés qui jaillit au revers de la même colline que les
sources de Sylvanés. Les bains déterminent assez fréquemment des éruptions à la peau.

Ces eaux sont employées avec succès dans certaines
névroses, la diarrhée chronique, la leucorrhée, la
gravelle, la dyspepsie et la chlorose.

Il existe à Sylvanés un établissement thermal contenant deux piscines, des cabinets de bains, et buvettes.

TERCIS (Landes, arrond. de Dax). *Eau chlorurée sodique, moyenne.* Température 35°. Plusieurs sources ayant la même origine.

Les eaux de Tercis sont employées dans les embarras gastriques, la jaunisse, la chlorose, les rhumatismes chroniques, les douleurs articulaires, les maladies de la peau, et les ulcères inertes.

Il existe à Tercis un établissement thermal très bien installé, contenant des cabinets de bains, douches et une buvette.

TEISSIÈRES (Cantal, arrond. d'Aurillac). *Eau bicarbonatée sodique.* Température 11°. Une source qui jaillit d'un rocher à égale distance à peu près de Cayan et de Vallette, au nord et à 1500 mètres de Teissières.

L'eau minérale de Teissières est très connue autant comme boisson de table que comme agent médicamenteux. Elle est employée avec succès dans la dyspepsie, les gastralgies, la chlorose, certains états atoniques de l'estomac et des intestins avec ou sans diarrhée, et l'albuminerie.

Il y a près de Teissières un petit établissement thermal assez bien installé.

TROLLÈRE (LA) (Allier, arrond. de Moulins. *Eau ferrugineuse bicarbonatée.* Température 7°. Une seule source jaillissant de marnes irisées, dans un réservoir circulaire.

L'eau minérale de la Trollière est plus gazeuse que celle de Saint-Pardoux qui se trouve dans la même région. Elle s'emploie spécialement avec succès, dans le catarrhe bronchique, l'irritation latente des voies urinaires entretenue par la présence de graviers dans les reins avec disposition à l'éréthisme, les diarrhées chroniques, et quelques affections de la peau.

Ces eaux voisines de Bourbon-l'Archambault sont souvent usitées comme complément du traitement suivi près de cette dernière station.

URIAGE (Isère, arrond. de Grenoble). Altitude 417ᵐ. *Eau chlorurée sodique sulfureuse.* Température 26° à 27°. Une source chlorurée sodique sulfureuse, limpide et laissant dégager de nombreuses bulles de gaz. Il y a en outre des sources ferrugineuses.

Les eaux d'Uriage s'administrent sous toutes les formes. Bues à jeun à la dose de quatre ou six verres, convenablement espacés, elles sont assez fortement purgatives et déterminent des évacuations faciles et abondantes. A dose plus faible, pures ou mélangées, elles stimulent l'appétit, accroissent les fonctions nutritives et exercent une action altérante. En bains et en douches, elles exercent une double influence topique et générale, modificatrice de l'état de la peau, d'une part, en vertu de leurs éléments salins et du soufre qu'elles déposent ; reconstituante et tonique de l'autre, à la manière des eaux les plus fortement minéralisées. On ne saurait douter que des eaux qui contiennent, par litre, la somme de 14 grammes de sels, au nombre desquels le chlorure de sodium entre pour un peu plus de la moitié, ne constituent un médicament énergique dont il est possible de multiplier l'efficacité, par les procédés d'administration.

Les eaux d'Uriage s'appliquent spécialement avec succès dans la scrofule sous toutes les formes, les rhumatismes chroniques sous toutes ses formes, les paralysies, les affections catarrhales en général, soit des bronches, du larynx, du conduit auditif externe, soit des organes génito-urinaires, la dyspepsie, la gastralgie, l'entéralgie, l'état névro pathique, la chloro-anémie, la chlorose, les engorgements utérins, les maladies de la peau, la syphilis, certains engorgements indolents et les fièvres intermittentes.

L'établissement thermal d'Uriage est complétement bien installé. On y trouve cabinets de bains, cabinets de douches générales et locales de toute sorte, cabinets de bains et douches de vapeur, salle de respiration pour l'eau minérale pulvérisée et le gaz sulfuré, salle de respiration pour le gaz et pour l'eau en vapeur, bains russes. On combine le massage et les frictions avec les douches. On y fait également usage, comme résolutif, du dépôt ou boue minérale, qui se compose en grande partie de soufre hydrolé.

USSAT (Ariége, arrond. de Foix). Altitude 428m. *Eau bicarbonatée calcique.* Température 52° 50 à 40° 20. Plusieurs groupes de nombreux griffons émergeant au sol de galeries souterraines.

Les eaux d'Ussat peuvent être considérées comme *sédatives*, elles constituent surtout un traitement externe, et sous ce rapport, la série de bains à eau courante et à température graduée que l'on y rencontre, fournit des conditions d'appropriation toutes particu ières. Le traitement se compose de 50 à 40 bains, que l'on peut répéter deux fois par jour.

Dès les premiers bains, les baigneurs éprouvent une surexcitation légère, des fourmillements à la peau, parfois des traces erythémateuses, de l'insomnie, de l'inappétence, de la diarrhée, une légère exacerbation de l'état pathologique et presque toujours de la céphalalgie. Ces manifestations ne sont pas constantes et l'action sédative agit souvent dès les premiers jours ; d'autres fois, celle-ci ne se montre que du quinzième au vingtième bain. Plus tard, il survient de la lassitude, de la somnolence, ce qui annonce la suffisance du traitement.

Les eaux d'Ussat s'appliquent si éc a'ement avec grand succès aux affections utér:nes, surtout chez les sujets névropathiques, aux névroses générales ou partielles, à

8

l'hystérie, à la chorée, à la gastralgie, aux névralgies abdominales, et à certaines névroses de la peau.

L'établissement thermal d'Ussat contient un grand nombre de baignoires à écoulement constant, douches générales et ascendantes, et buvettes.

VALS (Ardèche, arrondissement de Privas). *Eau bicarbonatée sodique, forte.* Température froide. Six sources abondantes et très minéralisées.

Les eaux de Vals se rapprochent de celles de Vichy. Mais l'absence de la thermalité, une minéralisation souvent trop élevée, une moindre tolérance par l'appareil digestif les en distinguent. Si la plupart des sources de Vals sont minéralisées d'une manière peut-être un peu excessive, quelques-unes se présentent dans des conditions tout opposées et qui permettent de les utiliser dans bien des circonstances où les premières seraient tout à fait inapplicables. Cependant il convient de faire remarquer que c'est précisément leur forte minéralisation qui caractérise les eaux de Vals. Elles sont utilisées en boisson et en bains. Les bains sont élevés à la température voulue par le coupage avec de l'eau douce chaude, le meilleur procédé près d'eaux minéralisées à ce degré.

Les eaux de Vals s'emploient avec succès dans l'anémie, la dyspepsie, la chlorose, les rhumatismes chroniques, les engorgements du foie, les calculs biliaires, les engorgements hépatiques et spléniques, la néphrite, le diabète, la goutte, le catarrhe vésical, la gravelle urique, l'albuminerie, les tumeurs utérines et les fièvres intermittentes.

L'établissement thermal de Vals est assez bien installé et contient : cabinets de bains, douches et buvettes.

VERNET (Le) (Pyrénées-Orientales, arrond. de Prades). Altitude 620m. *Eau sulfurée sodique.* Température 48° à 57°,80. Onze sources ayant la même origine et offrant divers degrés de minéralisation.

Les eaux de Vernet peuvent être rangées au nombre des eaux sulfurées de moyenne activité physiologique, c'est-à-dire que les propriétés excitantes qui leur sont inhérentes ne dépassent pas une certaine limite. Cependant les bains produisent, pendant les premiers jours, une surexcitation qui se traduit par l'insomnie, l'agitation et surtout par de la démangeaison à la peau. Ensuite, ou même sans en avoir ressenti les effets précités, les malades voient leurs forces et leur appétit augmenter, un bien-être général se déclarer. Mais les bains, ou les autres formes du traitement, douches, vapeurs à des températures élevées déterminent les signes de l'excitation sulfureuse à un haut degré, et des eruptions diverses se manifestent sur la peau. L'emploi méthodique de ces températures élevées prête quelquefois aux eaux du Vernet, comme aux eaux analogues, des propriétés résolutives fort remarquables.

Les eaux du Vernet s'emploient spécialement dans les maladies de l'appareil respiratoire, catarrhes et phthisie tuberculeuse, les maladies de la peau, le rhumatisme, la syphilis, la chlorose, certaines affections scrofuleuses, avec engorgements ganglionnaires, plaies ou fistules, les suites de blessures, les lésions des os et des articulations.

Le Vernet possède deux établissements distincts, celui des *Commandants* et l'établissement *Mercader*. L'ensemble de ces établissements présente des ressources balnéaires très diverses. On y trouve réunies, outre un grand nombre de baignoires alimentées par des douches spéciales, de grandes douches générales, des douches ascendantes et d'injection variées, des étuves et des salles d'inhalation. Tout y est disposé pour une station d'hiver. Dans des hôtels attenant aux bains, les appartements et les salons sont entretenus à une température constante par des conduites d'eau thermale.

VIC-LE-COMTE. *Voyez* St-Maurice.

VIC-SUR-CÈRE (Cantal, arrond. d'Aurillac). *Eau ferrugineuse bicarbonatée.* Température 12° 2. Quatre sources fort semblables.

Les eaux de Vic-ur-Cère jouissent depuis longtemps d'une certaine réputation. On les administre à la dose de quatre à dix verres tous les matins dans la dyspepsie atonique, les affections scorbutiques des gencives, la suppression des menstrues, la chlorose, la convalescence des fièvres intermittentes, la goutte et la gravelle.

L'établissement buvette de Vic-sur-Cère présente une bonne installation.

VICHY (Allier, arr. de La Palisse). Alt. 240ᵐ. *Eaux bicarbonatée sodique forte* et *ferrugineuse.* Température de 14° 5 à 45° 60. Sources nombreuses, les unes appartenant à l'État, les autres à des particuliers. Toutes ces sources offrent une composition à peu près identique, sauf quelques unes que l'addition d'*une* proportion notable de fer permet de ranger à part sous la dénomination de sources ferrugineuses de Vichy

Les eaux de Vichy résument d'une manière complète les applications des eaux de la classe à laquelle elles appartiennent, indiquées au chapitre VI. Ces eaux étaient depuis longtemps prises dans la grande majorité des cas, simultanément en bains et en boisson ; mais on a compris depuis quelques années que l'influence des divers agents balnéothérapiques, était propre à ajouter des ressources importantes aux propriétés médicamenteuses très effectives de ces eaux. Aussi cette partie auxiliaire de la médication a-t-elle reçu un grand développement, et n'a-t-elle plus rien à envier aux stations les mieux aménagées.

Les eaux de Vichy sont employées spécialement avec succès dans les affections lymphatiques, les dyspepsies de toute sorte, les gastralgies avec accès éloignés de crampes d'estomac, le cancer d'estomac,

l'entérite chronique, l'entéralgie, les engorgements du
foie et de la rate, les coliques hépatiques, les calculs biliaires, les obstructions viscérales, suites de fièvres paludéennes, la cachexie paludéenne, la dyssenterie, les catarrhes pulmonaires, la dyspnée nerveuse,
les affections des reins, les néphrites, les calculs urinaires, les affections de la vessie, la gravelle et spécialement la gravelle urique, le diabète, l'albuminerie,
la goutte, l'obésité, certaines maladies de la peau,
les rhumatismes, l'anémie, la chlorose, les affections
utérines, les tumeurs des ovaires, les flueurs blanches chez les femmes lymphatiques, les convalescences
difficiles, et l'état névropathique chez les sujets qui
ont besoin d'une médication fortifiante et sédative,

L'établissement thermal de Vichy, le plus considérable qui existe en Europe est très complétement et
remarquablement aménagé sous le rapport des divers
agents balnéothérapiques. On trouve également à Vichy
une installation spéciale pour le traitement par *le gaz
acide carbonique*, et en outre un établissement hydrothérapique, indépendant de l'établissement thermal.
La saison dure du 15 Mars au 1er Octobre; mais par
suite de dispositions spéciales, l'établissement thermal
est chauffé par la vapeur des sources, et le traitement peut s'y suivre pendant tout l'hiver. L'époque
la moins favorable est celle des grandes chaleurs, époque généralement comprise entre le 1er Juillet et le
20 Août.

On fait un grand usage des eaux de Vichy transportées en bouteilles.

VITTEL (Vosges, arrond. de Mirecourt). Altitude
556m. *Eaux sulfatée calcique* et *ferrugineuse*. Température 11o,25. Sources nombreuses qui ont une
origine commune et des propriétés identiques.

Les eaux de Vittel s'emploient avec succès dans le

catarrhe vésical, la gravelle, et la goutte, chez des individus atteints d'affections des voies urinaires.

Ces eaux sont très ferrugineuses, magnésiennes, légèrement purgatives, et diurétiques. Elles sont recherchées pour la transportation, ainsi que les dragées de Vittel préparées avec les dépôts spontanés de ces sources.

L'établissement thermal de Vittel renferme des appareils complets de bains, de douches variées et des buvettes.

VINÇA (Pyrénées-Orientales, arrond. de Prades). *Eau sulfurée sodique.* Température 25°,5. Une source très abondante.

Les eaux de Vinça s'emploient spécialement avec succès dans le rhumatisme, la paralysie rhumatismale, les engorgements du foie, la chlorose, les affections utérines, les maladies de la peau, la syphilis, et les fièvres intermittentes.

Ces eaux sont administrées en bains, douches, et surtout en boisson. L'eau minérale est chauffée dans une chaudière couverte, pour le service des bains.

L'établissement de Vinça est situé à un kilomètre de la ville, mais le voisinage des eaux de Vernet et de Moligt nuit au développement de cette station.

WATTWILLER (Haut-Rhin, arrond. de Belfort). *Eau ferrugineuse bicarbonatée.* Température 16°. Trois sources ayant un débit considérable et la même composition.

Les eaux de Wattwiller sont administrées en bains et en boisson; on utilise aussi comme topique le limon végétal que l'on trouve autour des sources.

Ces eaux sont employées avec succès dans l'anémie, la chlorose, la dyspepsie, les engorgements utérins, le diabète et l'albuminerie.

L'établissement thermal de Wattwiller est bien installé et comprend cabinets de bains, douches, buvettes, etc.

CHAPITRE XIV

INDICATIONS DES APPLICATIONS SPÉCIALES ET SECONDAIRES DES EAUX MINÉRALES

Nous présentons la thérapeutique thermale, telle que les documents rassemblés sur ce sujet nous permettent de le faire avec sécurité.

Nous nous sommes appliqués uniquement à exposer les indications SPÉCIALES commandées par la nature et le caractère de chaque maladie, et les indications SECONDAIRES relatives à chacune des circonstances qu'elle peut offrir. Telle est la marche que nous avons dû suivre, en concentrant notre étude, bien entendu, dans les indications relatives aux eaux minérales, et dans les applications de ces dernières.

Toutes les classes d'eaux minérales ne possèdent pas de spécialisation aussi nettement marquées les unes que les autres. Ceci dépend surtout du caractère de leur minéralisation, des propriétés thérapeutiques inhérentes à leurs principes dominants, et de la manière dont ces principes se dessinent parmi les autres. La spécialisation des classes d'eaux minérales est d'autant plus marquée que les caractères de la classe sont eux-mêmes plus prononcés. La prédominance des bases sodiques semble une condition nécessaire pour que les eaux minérales possèdent par elles-mêmes une spécialisation formelle et des propriétés actives. L'activité spéciale se trouve en décroissance évidente, à mesure que l'on descend des bases *sodiques* aux bases *calciques*, et de celles-ci aux bases *mixtes*. Quant aux bases *magnésiques*, elles jouent un très faible rôle en thérapeutique thermale, et servent à peine à distinguer les eaux qui les possèdent, des analogues plus franchement calciques.

Nous distinguerons dans chaque classe d'eaux minérales : des applications *spéciales*, caractéristiques de la classe; des applications *secondaires*, dérivant plus ou moins directement des précédentes, et se rattachant à des circonstances accessoires à la constitution originelle des eaux.

Eaux sulfurées.

Applications *spéciales* : diathèse herpétique, catarrhes de l'appareil respiratoire, scrofule, lymphatisme, rhumatisme, chlorose, syphilis.

Applications *secondaires* : affections utérines, catarrhe des voies urinaires, dyspepsie, blessures, fractures, plaies et ulcères.

Eaux chlorurées sodiques.

Applications *spéciales* : scrofules, lymphatisme, rhumatisme, paralysie, pléthore abdominale, hémorroïdes, blessures, fractures, plaies et ulcères.

Applications *secondaires* : maladies de la peau, hypocondrie, syphilis, dyspepsie.

Bains de mer.

Applications *spéciales* : atonie, anémie, certaines maladies de la peau, rhumatisme, paralysie, chlorose et diabète.

Applications *secondaires*: scrofules, phthisie, et affections utérines.

Eaux bicarbonatées.

Applications *spéciales*: affections du foie, engorgements abdominaux, dyspepsie, catarrhe urinaire, diabète, gravelle urique, goutte.

Applications *secondaires*: rhumatisme, maladies de la peau, affections utérines chroniques.

Eaux sulfatées.

Applications *spéciales*: maladies de la peau, rhumatisme, névroses de toutes sortes, goutte, dyspepsie, engorgements du foie, catarrhes, phthisie, gravelle, catarrhe vésical, affections utérines, et fièvres intermittentes.

Applications *secondaires*: peu énergiques, s'accommodant cependant parfaitement par leur action sédative, aux cas où l'excitabilité du système nerveux ne permet de rechercher qu'un diminutif de l'action inhérente aux eaux minérales les mieux caractérisées.

Eaux ferrugineuses.

Applications *spéciales* : anémie, chloro-anémie et chlorose.

Applications *secondaires* : dyspepsie, catarrhe vésical, diabète, albuminerie.

Nous sommes loin de pouvoir établir d'une manière positive les indications de la médication thermale en général, et de chacun des agents dont elle dispose en particulier. Quelle est d'ailleurs la partie de la thérapeutique qui puisse se vanter d'en être arrivée là? Nous pouvons cependant, présenter sur ce sujet des indications certaines, basées sur une expérience suffisante, et propres à servir de guide dans l'usage de cette branche si importante et si puissante de l'art de guérir.

Nota. La station thermale qu'il importe de choisir parmi celles qui sont indiquées pour chaque maladie, est celle qui représente les conditions les plus formelles de la médication qu'exige l'état morbide du sujet. Voir à cet effet le Traitement thermal, chapitre IX et la Revue médicale des stations thermales, chapitre XIII.

ABLÈS SCROFULEUX : abcès lymphatique.

Applications spéciales : Aix-les-Bains, Ax; Bains, Bains de mer, Barèges, Bourbon l'Archambault, Bourbon-Lancy, Bourbonne, Cauterets, Enghien, Gazost, Luchon, Luxeuil, Olette, Orezza, Saint-Honoré, Salies, Uriage, le Vernet.

Applications secondaires : Voyez les applications secondaires des *affections scrofuleuses*.

ACNÉ. Rougeurs de goutte rose persistantes.

Applications spéciales : Ax, Enghien, Luchon, Saint-Alban, Sermaise, Uriage, Vichy.

Applications secondaires : Voyez les applications secondaires des *maladies de la peau*.

AFFECTIONS DARTREUSES. Affections herpétiques.

Applications spéciales : Ax, Bains de mer, Barèges, Eaux-Chaudes, Enghien, Foncaude, Moligt, Olette, La Preste, Saint-Gervais, Saint-Honoré, Saint-Sauveur, Salies, Uriage, Ussat, Le Vernet.

Applications secondaires : Chaudes-Aigues, Euzet, Evaux, Mont-Dore, Pierrefonds.

Voyez les applications secondaires des *maladies de la peau*.

AFFECTIONS LYMPHATIQUES. Lymphatisme.

Applications spéciales : Bagnères-de-Bigorre, Bains de mer, Balaruc, Bourbon-l'Archambault, Bourbon-Lancy, Bourbonne, La Bourboule, Cauterets, Châtelguyon, Lamotte, Luchon, Luxeuil, Niederbronn, Olette, Préchac, Rennes, Salies, Saubuse, Uriage, Vichy.

APPLICATIONS SECONDAIRES : Allevard, Bagnols, Marlioz, Saint-Sauveur, Sermaize.

AFFECTIONS DES ORGANES DIGESTIFS. APPLICATIONS SPÉCIALES : Bagnères-de-Bigorre, Celles, Châtelguyon, Evian, Orezza, La Preste, Saint-Alban, Sermaize, Ussat, Vals, Vichy.

APPLICATIONS SECONDAIRES : Amélie, Bains, La Bourboule, Bourbon-Lancy, Bussang, Capvern, Châteauneuf, Châtelguyon, Cauvalat-lez-le-Vigan, Chaudes-aigues, Cransac, Foncaude, Jouhe, La Malou, Luxeuil, Moligt, Néris, Olette, Plombières, Pougues, Préchac, Propiac, Royat, Sail-les-Châteaumorand, Saint-Alban, Saint-Cristophe, Saint-Galmier, Sainte-Marie, Saint-Sauveur, Sentein, Teissières, Tercis, Uriage, Voyez, *Dyspepsie et gastralgie.*

AFFECTIONS NERVEUSES. État névropathique. APPLICATIONS SPÉCIALES : Ax, Bagnères-de-Bigorre, Bagnoles, Bains, Bains de mer, Bourbon-Lancy, Cauterets, Eaux-Chaudes, Evian, Foncaude, Luchon, Luxeuil, Moligt, Néris, Plombières, Pougues, La Preste, Saint-Sauveur, Sermaize, Ussat, Le Vernet, Vichy.

APPLICATIONS SECONDAIRES : Aix-en-Provence, Alet, Amélie, Encausse, Euzet, Olette, Pietrapola, Royat, Saint-Martin, Uriage, Voyez, *névralgies* et *névroses.*

AFFECTIONS SCORBUTIQUES. Cachexie scorbutique.

APPLICATIONS SPÉCIALES : Amélie, Balaruc, Bourbonne, Cransac, Guano, Marlioz, Pietrapola, Vichy.

APPLICATIONS SECONDAIRES: Challes, Saint-Géraud, Vic-sur-Cère.

AFFECTIONS SCROFULEUSES. Scrofules.

APPLICATIONS SPÉCIALES : Aix-les-bains, Allevard, Amélie, Ax; Bagnères-de-Bigorre, Bagnols, Bains de mer, Balaruc, Baréges, Bourbon-l'Archambault, Bourbon-Lancy, Bourbonne, La Bourboule, Bussang, Cambo, Cauterets, Challes, Eaux-Bonnes, Eaux-Chaudes, Enghien, Forges sur Briis, Lamotte, Luchon, Luxeuil, Moligt, Niederbronn, Olette, Orezza, Plombières, Saint-Honoré, Saint-Nectaire, Saint-Sauveur, Salies, Uriage, Ussat, Le Vernet,

APPLICATIONS SECONDAIRES : Bains, Barbazan, Brides, Cauvalat-lèz-le-Vigan, Gréoulx, Lacaune, Piétrapola, Pougues, Rouzat, Saint-Laurent, Saint-Martin, Sermaize. Voyez *Diathèse scrofuleuse.*

AFFECTIONS SYPHILITIQUES : Syphilis, vérole.

APPLICATIONS SPÉCIALES : Aix-les-Bains, Allevard, Amélie, Ax, Bagnols, Baréges, Cauterets, Challes, Chaudes-Aigues, Eaux-Chaudes, La Malou, Lamotte, Luchon, Néris, Olette, Plombières, Puzzichello, Saint-Sauveur, Uriage, Le Vernet, Vichy.

APPLICATIONS SECONDAIRES : Barbazan, Cauvalat-lèz-le-Vigan, Evaux, Fonsanche, Gazost, Guillon, Salies, Vinça. Voyez *Diathèse syphilitique.*

AFFECTIONS UTÉRINES : Altérations organiques de l'utérus.

APPLICATIONS SPÉCIALES : Aix-en-Provence, Aix-les-Bains, Amélie, Ax, Bagnères-de-Bigorre, Bagnols, Bagnoles, Bains, Bains de mer, Balaruc, Baréges, Bourbon-l'Archambault, Bourbonne, Cauterets, Eaux-Bonnes, Eaux-Chaudes, Encausse, Foncaude, Lamotte, Luchon, Luxeuil, Moligt, Néris, Niederbronn, Oriol, Plombières, La Preste, Saint-Sauveur, Salies, Uriage, Ussat, Vals, Vichy.

APPLICATIONS SECONDAIRES : Audinac, Brides, Capvern, Celles, Chambon, Digne, Enghien, Fonsanche, Gazost, Gournay, Montmirail, Puzzichello, Rieumajou, Sail-les-Châteaumorand, Saint-Galmier, Saint-Géraud, Saint-Gervais, Saint-Nectaire, Vinça. Voyez *Engorgements de l'utérus, fausses couches, hémorrhagies utérines, et inflammation de l'utérus.*

AFFECTIONS DES VOIES URINAIRES.

APPLICATIONS SPÉCIALES : Bussang, Contrexeville, Enghien, Evian, Moligt, Olette, Plombières, Pougues, La Preste, Saint-Alban, Sainte-Marie, Saint-Sauveur, Salies, Siradan, Vals, Vichy.

APPLICATIONS SECONDAIRES: Amélie, Andabre, Audinac, Capvern, Celles, Château-Gontier, Montmirail, Pierrefonds, Rieumajou, Saint-Honoré, Sermaize, Soultzmatt, La Trollière. Voyez *Calculs des reins, catarrhe de la vessie, gravelle, incontinence d'urine, inflammation des reins, de la vessie, de la prostate, difficulté d'uriner, rétention d'urine et paralysie de la vessie.*

AGACEMENT DE NERFS : Impatience nerveuse. Voyez *Affections nerveuses.*

AGE CRITIQUE. Ménopause.

APPLICATIONS SPÉCIALES: Bagnères-de-Bigorre, Bains de mer, Bussang, Cauterets, Enghien, Luchon, Moligt, Néris, Orezza. Plombières, Saint-Sauveur, Uriage, Vichy. Voyez les Applications spéciales des *Engorgements des viscères abdominaux.*

AGE NUBILE. Puberté.

APPLICATIONS SPÉCIALES : Aix-les-Bains, Bains de mer, Bourbon-Lancy, Bourbonne, Cauterets, Forges-sur-Briis, Luchon, Luxeuil, Moligt, Néris, Orezza, Plombières, La Preste, Saint-Sauveur, Sainte-Marie, Siradan, Uriage, Le Vernet.

APPLICATIONS SECONDAIRES : Amélie, Andabre, Ax, Bagnères-de-Bigorre, Brides, Campagne, Casteljaloux, Charbonnières, Château-Gontier, Châteauneuf, Cransac, Eaux-Bonnes, Eaux-Chaudes, Gournay, La Malou, Martigné-Briant, Oriol, Rennes, Royat, Saint-Pardoux, Saint-Cristophe, Saint-Martin, Sentein, Sermaize, Vals, Vichy, Vinça. Voyez. *Pâles couleurs ou chlorose.*

ALBUMINERIE. Altération des reins.

APPLICATIONS SPÉCIALES : Andabre, Vals, Vichy.

APPLICATIONS SECONDAIRES : Campagne, Charbonnières, Saint-Remy, Teissières, Wattwiller. Voyez les applications spéciales de *l'inflammation des reins ou néphrite*,

ANÉMIE, Faiblesse et altération du sang.

APPLICATIONS SPÉCIALES : Amélie, Andabre, Ax, Bagnères-de-Bigorre, Bains de mer, Brides, Campagne, Cauterets, Charbonnières, Château Gontier, Cransac, Eaux-Bonnes, Eaux-Chaudes, Forges-ou-la-Chapelle, Forges-sur-Briis, La Malou, Luchon, Luxeuil, Moligt, Orezza, La Preste, Rennes, Royat, Saint-Pardoux, Sermaize, Siradan, Sylvanés, Vals, Le Vernet, Vichy, Vinça.

APPLICATIONS SECONDAIRES : Casteljaloux, Châteauneuf, Gournay, Martigné-Briant, Oriol, Saint-Cristophe, Saint-Martin, Sainte-Marie, Sentein.

ANGINE. Squinancie chronique.

APPLICATIONS SPÉCIALES : Allevard, Amélie, Cauterets, Eaux-Bonnes, Enghien, Luchon, Pierrefonds, Saint-Alban, Uriage, Le Vernet.

ANGINE GLANDULEUSE. Pharyngite granuleuse.

APPLICATIONS SPÉCIALES : Allevard, Eaux-Bonnes, Enghien, Pierrefonds, Saint-Alban, Saint-Honoré.

ANGINE DE POITRINE.

APPLICATIONS SPÉCIALES : Bains de mer, Eaux-Bonnes, Saint-Alban, Vichy.

ANKYLOSE. Vraie ou fausse.

APPLICATIONS SPÉCIALES : Aix-les-Bains, Amélie, Bains, Bains de mer, Balaruc, Barbotan, Barèges, Bourbonne, Néris, Saint-Amand, Le Vernet.

APPLICATIONS SECONDAIRES : Chatelguyon, Eaux-Bonnes, Royat, Uriage.

ASTHME CATARRHAL.

APPLICATIONS SPÉCIALES : Allevard , Amélie, Cauterets, Eaux-Bonnes , Enghien , Luchon , Mont-Dore , Royat, Saint-Alban , Le Vernet.

ATONIE. Asthénie.

APPLICATIONS SPÉCIALES : Bagnères-de-Bigorre, Bains, Bains de mer, Bourbon-Lancy, Cransac, Forges-ou-la Chapelle, Forges-sur-Briis, Luchon, Luxeuil, Néris, Plombières, Saint-Sauveur, Vichy, Wattwiller.

APPLICATIONS SECONDAIRES. Availles, Brides, Rançon, Saint-Gervais, Sainte-Marie, Saint-Martin, Sermaize, Teissières.

ATONIE DES VIEILLARDS.

APPLICATIONS SPÉCIALES : Bagnères-de-Bigorre, Eaux-Bonnes, Enghien, Luchon, Pierrefonds, Saint-Honoré, Saint-Sauveur.

ATROPHIE MUSCULAIRE. Affaiblissement du système musculaire.

APPLICATIONS SPÉCIALES : Aix-les-Bains, Allevard, Bains de mer, Balaruc, Barbotan, Chatelguyon, Lamotte, Saint-Amand, Uriage.

ATROPHIE MUSCULAIRE RHUMATISMALE.

APPLICATIONS SPÉCIALES : Barbotan, Bourbonne, Bourbon-l'Archambault, Chatelguyon, Lamotte, Saint-Amand. Voyez *Rhumatisme musculaire*.

BLESSURES DE GUERRE. Affections traumatiques.

APPLICATIONS SPÉCIALES : Amélie, Barèges, Bourbon-l'Archambault , Bourbonne , Eaux-Bonnes , Guano , Luxeuil, Le Vernet.

APPLICATIONS SECONDAIRES. Aix-les-Bains, Chaudes-Aigues, Néris. Voyez *Fractures, luxations, plaies* et *ulcères*.

BUBONS INDOLENTS.

APPLICATIONS SPÉCIALES : Aix-les-Bains, Allevard, Amélie, Ax, Bagnols, Barèges, Cauterets, Challes, Chaudes-Aigues, Eaux-Chaudes, La Malou, Lamotte, Luchon,

Néris, Olette, Plombières, Puzzichello, Saint-Sauveur, Uriage, Le Vernet, Vichy.

APPLICATIONS SECONDAIRES : Barbazan, Cauvalat-lez-le-Vigan, Evaux, Fonsanche, Gazost, Guillon, Saliès, Vinça.

BRONCHITE CHRONIQUE.

APPLICATIONS SPÉCIALES : Allevard, Amélie, Cauterets, Enghien, Luchon, Marlioz, Mont-Dore, Pierrefonds, Saint-Alban, Saint-Sauveur, Le Vernet, Vichy.

APPLICATIONS SECONDAIRES. Voyez *Catarrhe des bronches* ou *Bronchorrée.*

CACHEXIE. Altération profonde de l'organisme.

APPLICATIONS SPÉCIALES : Amélie, Bains de mer, Balaruc, Bourbonne, Cransac, Guagno, Marlioz, Piétrapola, Vichy. Voyez *anémie.*

CACHEXIE GOUTTEUSE.

APPLICATIONS SPÉCIALES : Marlioz, Vals, Vichy. Voyez *goutte chronique.*

CACHEXIE PALUDÉENNE.

APPLICATIONS SPÉCIALES : Amélie, Bains de mer, Bourbonne, Marlioz, Niederbronn, Uriage, Vals, Vichy.

CALCULS BILIAIRES.

APPLICATIONS SPÉCIALES : Celles, Châtelguyon, Foncaude, Pougues, Rieumajou, Royat, Saint-Alban, Soultzmatt, Vals, Vichy.

APPLICATIONS SECONDAIRES: Voyez *Engorgement du foie.*

CALCULS RÉNAUX.

APPLICATIONS SPÉCIALES. Contrexeville, Moligt, Olette, La Preste, Saint-Alban, Vals, Vichy.

APPLICATIONS SECONDAIRES : Audinac, Cauterets, Pougues, La Trollière.

CALCULS VÉSICAUX.

APPLICATIONS SPÉCIALES : Contrexeville, Evian, Pougues, La Preste, Saint-Alban, La Trollière, Vichy.

APPLICATIONS SECONDAIRES : Voyez *Gravelle phosphatique* et *gravelle urique*.

CANCER DE L'ESTOMAC.

APPLICATIONS SPÉCIALES : Celles, Encausse, Foncaude, Ussat, Vichy.

CANCER DE L'UTÉRUS.

APPLICATIONS SPÉCIALES : Foncaude, Ussat, Vichy.

APPLICATIONS SECONDAIRES : Bagnères-de-Bigorre, Cauterets, Enghien, Luchon, Moligt, Néris, Orezza, Plombières, Saint-Sauveur.

CARIE DES OS.

APPLICATIONS SPÉCIALES: Amélie, Ax, Bagnols, Bains de mer, Baréges, Bourbon-l'Archambault, Bourbonne, La Bourboule, Eaux-Chaudes, Enghien, Luchon, Marlioz, Uriage.

CARREAU. Voyez *Affections scrofuleuses* et *rachitisme*.

CATARRHE DES BRONCHES. Bronchorrée.

APPLICATIONS SPÉCIALES : Allevard, Amélie, Ax, Bagnols, Bains de mer, Cauterets, Challes, Eaux-Bonnes, Enghien, Luchon, Marlioz, Moligt, Mont-Dore, Olette, Pierrefonds, La Preste, Saint-Honoré, Saint-Sauveur, Uriage, Le Vernet, Vichy.

APPLICATIONS SECONDAIRES : Barbazan, Cambo, Celles, Digne, Euzet, Fonsanche, Saint-Galmier, Saint-Nectaire, Soultzmatt, La Trollière. Voyez *Bronchite chronique*.

CATARRHE DE L'ESTOMAC. Gastorrhée.

APPLICATIONS SPÉCIALES : Amélie, Bagnères-de-Bigorre, Bains, Bourbon-Lancy, Chaudes-Aigues, Evian, Foncaude, Moligt, Néris, Olette, Plombières, Pougues, Saint-Alban, Sermaize, Ussat, Vals, Vichy.

APPLICATIONS SECONDAIRES : La Bourboule, Bussang, Cauvalat-léz-le-Vigan, Châteauneuf, Châtelguyon, Cransac, La Malou, Luxeuil, Préchac, Royat, Sail-les-Châteaumorand, Saint-Christophe, Saint-Galmier, Sainte-

Marie, Saint-Martin, Saint-Sauveur, Sentein, Teissières, Tercis, Uriage.

CATARRHE DU LARYNX. Laryngée.

APPLICATIONS SPÉCIALES : Allevard, Amélie, Cauterets, Eaux-Bonnes, Enghien, Luchon, Marlioz, Moligt, Mont-Dore, Pierrefonds, La Preste, Saint-Honoré, Uriage, Le Vernet, Vichy.

APPLICATIONS SECONDAIRES : Barbazan, Cambo, Celles, Challes, Digne, Euzet, Fonsanche, Saint-Galmier, Saint-Nectaire, Saint-Sauveur, Soultzmatt, La Trollière.

CATARRHE PULMONAIRE.

APPLICATIONS SPÉCIALES : Allevard, Amélie, Ax, Bagnols, Bains de mer, Cauterets, Challes, Eaux-Bonnes, Enghien, Luchon, Marlioz, Moligt, Mont-Dore, Montmirail, Olette, Pierrefonds, La Preste, Saint-Honoré, Saint-Sauveur, Uriage, Vals, Vichy.

APPLICATIONS SECONDAIRES : Barbazan, Cambo, Euzet, Fonsanche, Royat, Saint-Galmier, Saint-Nectaire, Soultzmatt, La Trollière.

CATARRHE UTÉRIN ET VAGINAL.

APPLICATIONS SPÉCIALES : Aix-les-Bains, Ax, Bagnères-de-Bigorre, Bagnols, Balaruc, Cauterets, Eaux-Chaudes, Lamotte, Luchon, Luxeuil, Moligt, Néris, Niederbronn, Oriol, Plombières, Pougues, La Preste, Saint-Sauveur, Uriage, Ussat, Vichy.

APPLICATIONS SECONDAIRES : Amélie, Fonsanche, Gréoulx, Pierrefonds, Saint-Honoré.

CATARRHE DE LA VESSIE.

APPLICATIONS SPÉCIALES : Bussang, Contrexeville, Enghien, Evian, Moligt, Olette, Plombières, Pougues, La Preste, Saint-Alban, Sainte-Marie, Saint-Sauveur, Salies, Siradan, Vals, Vichy.

APPLICATIONS SECONDAIRES: Amélie, Andabre, Audinac, Capvern, Celles, Château-Gontier, Montmirail, Pierrefonds, Rieumajou, Saint-Honoré, Sermaize, Soultzmatt, La Trollière.

CATARRHE DES VIEILLARDS.

Applications spéciales : Enghien, Pierrefonds, Saint-Honoré.

CHLORO-ANÉMIE.

Applications spéciales: Ax, Bains de mer, Campagne, Cauterets, Eaux-Chaudes, Lacaune, Luchon, Moligt, Oriol, Sainte-Marie, Siradan, Uriage, Le Vernet.

Applications secondaires : Voyez *Anémie* et *Chlorose*.

COLIQUE DU FOIE. Colique hépatique.

Applications spéciales : Bagnères-de-Bigorre, Pougues, Saint-Alban, Saint-Galmier, Sainte-Marie, Vals, Vichy.

Applications secondaires : Voyez *Engorgements du foie*.

COLIQUE NÉPHRÉTIQUE.

Applications spéciales : Contrexeville, Moligt, Olette, La Preste, Saint-Alban, Vals, Vichy. Voyez *Calculs rénaux*.

COLIQUE NERVEUSE. Entéralgie.

Applications spéciales : Bagnères-de-Bigorre, Bourbon-Lancy, Chaudes-Aigues, Foncaude, Mont-Dore, Néris, Plombières, Royat, Saint-Laurent, Uriage, Ussat, Vichy.

Applications secondaires. Voyez *Affections nerveuses*.

CONGESTION CÉRÉBRALE.

Applications spéciales : Balaruc, Bourbon-l'Archambault, Bourbon-Lancy, Bourbonne, Lamotte, Luxeuil, Mont-Dore, Néris, Niederbronn, Plombières.

Applications secondaires. Voyez. *Paralysie-Hémiplégie*.

CONSTIPATION OPINIATRE.

Applications spéciales : Andabre, Bagnères-de-Bigorre, La Bourboule, Capvern, Châteauneuf, Chatelguyon, Niederbronn, Royat, Saint-Gervais, Saint-Maurice, Saint-Nectaire, Vals, Vic-sur-Cère, Vichy.

CONVALESCENCE.

APPLICATIONS SPÉCIALES : Amélie, Ax, Bagnères-de-Bigorre, Bagnols, Bains, Bains de mer, Bourbon-l'Archambault, Bourbon-Lancy, Bourbonne, Cauterets, Luchon, Luxeuil ' Orezza, Plombières, Saint-Gervais, Saint-Sauveur, Uriage, Ussat, Vichy.

APPLICATIONS SECONDAIRES : Aix-en-Provence, Alet, Saint-Martin, Vic-sur-Cère. Voyez *Atonie*.

CONVULSIONS.

APPLICATIONS SPÉCIALES : Voyez *affections nerveuses*.

COUPEROSE. Petits boutons au visage.

APPLICATIONS SPÉCIALES. Voyez *Acné*.

CRACHEMENT DE SANG. Hémoptisie chronique.

APPLICATIONS SPÉCIALES : Aix-les-Bains, Allevard, Amélie, Bagnols, Bains de mer, Cauterets, Eaux-Bonnes, Enghien, Lamotte, Luchon, Mont-Dore, Pierrefonds, Saint-Honoré, Le Vernet.

CRAMPES MUSCULAIRES. Rigidités musculaires.

APPLICATIONS SPÉCIALES : Aix-les-Bains, Amélie, Bourbon-Lancy, Chatelguyon, Dax, Guillon, Mont-Dore, Néris, Plombières, Saint-Amand.

CRAMPES D'ESTOMAC. Gastralgie.

APPLICATIONS SPÉCIALES : Amélie, Bagnères-de-Bigorre, Bains, Bourbon-Lancy, Chaudes-Aigues, Évian, Foncaude, Moligt, Néris, Olette, Plombières, Pougues, Sermaize, Ussat, Vals, Vichy.

APPLICATIONS SECONDAIRES : Bussang, Cransac, La Malou, Luxeuil, Royat, Sail-les-Châteaumorand, Saint-Galmier, Saint-Martin, Saint-Nectaire, Saint-Sauveur, Sentein, Teissières.

CROISSANCE NOUÉE.

APPLICATIONS SPÉCIALES. Voyez : *Rachitisme*.

DANSE DE SAINT-GUY. Chorée.

APPLICATIONS SPÉCIALES : Bourbon-l'Archambault, Luchon, Néris, Pietrapola, Ussat. Voyez : *Affections nerveuses*.

DARTRE CROUTEUSE. Impétigo.

APPLICATIONS SPÉCIALES : Aix-les-Bains , Ax, Baréges ,
Bourbonne , Enghien , Luchon, Olette , Saint-Alban.
Voyez : *Affections dartreuses.*

DARTRE RONGEANTE. Lupus.

APPLICATIONS SPÉCIALES : Voyez *affections dartreuses.*

DARTRE SQUAMEUSE. Lichen.

APPLICATIONS SPÉCIALES : Moligt, Néris, Saint-Gervais,
Saint-Sauveur, Uriage, Vichy.

APPLICATIONS SECONDAIRES : Voyez *affections dartreuses.*

DARTRE SYPHILITIQUE.

APPLICATIONS SPÉCIALES : Voyez *affections syphilitiques.*

DARTRE VIVE.

APPLICATIONS SPÉCIALES : Voyez *affections dartreuses.*

DÉMANGEAISON DARTREUSE. Eczéma.

APPLICATIONS SPÉCIALES : Aix-les-Bains, Ax, Bains,
Baréges, Enghien, Gréoulx, Luchon, Moligt, Néris,
-Niederbronn, Plombières, Saint-Alban, Saint-Gervais,
Saint-Sauveur, Uriage, Vichy.

APPLICATIONS SECONDAIRES : Voyez *Affections dartreuses.*

DÉMANGEAISON DE LA PEAU. Prurit.

APPLICATIONS SPÉCIALES : Voyez *Maladies de la peau.*

DIABÈTE. Emission abondante d'urine sucrée.

APPLICATIONS SPÉCIALES : Allevard, Bains de mer, Balaruc, Bourbon-l'Archambault, La Malou, Néris, Vals,
Vichy.

APPLICATIONS SECONDAIRES : Campagne, Charbonnières, Wattwiller.

DIARRHÉE CHRONIQUE.

APPLICATIONS SPÉCIALES : Cransac, Sylvanès, La Trollière, Vichy. Voyez *Inflammation des intestins ou entérite.*

9*

DIATHÈSE CANCÉREUSE.

APPLICATIONS SPÉCIALES : Celles, Encausse, Foncaude, Ussat, Vichy.

DIATHÈSE CHLOROTIQUE.

APPLICATIONS SPÉCIALES : Voyez *Pâles couleurs ou chlorose*.

DIATHÈSE DARTREUSE.

APPLICATIONS SPÉCIALES : *Eaux sulfurées sodiques.*

DIATHÈSE GOUTTEUSE.

APPLICATIONS SPÉCIALES : *Eaux bicarbonatées sodiques.*

DIATHÈSE PSORIQUE.

APPLICATIONS SPÉCIALES : *Eaux sulfurées sodiques* et *chlorurées sodiques.*

DIATHÈSE RHUMATISMALE.

APPLICATIONS SPÉCIALES : *Eaux à température élevée.*

DIATHÈSE SCORBUTIQUE.

APPLICATIONS SPÉCIALES : *Eaux sulfurées sodiques, chlorurées sodiques et bicarbonatées sodiques.*

DIATHÈSE SCROFULEUSE.

APPLICATIONS SPÉCIALES : *Eaux chlorurées sodiques et sulfurées sodiques.*

DIATHÈSE SYPHILITIQUE.

APPLICATIONS SPÉCIALES : *Eaux sulfurées sodiques.*

DIATHÈSE TUBERCULEUSE.

APPLICATIONS SPÉCIALES : *Eaux sulfurées sodiques et chlorurées sodiques.*

DIFFICULTÉ DE RESPIRER. Dyspnée.

APPLICATIONS SPÉCIALES : Allevard, Amélie, Cauterets, Enghien, Luchon, Marlioz, Mont-Dore, Pierrefonds, St-Alban, Saint-Sauveur, Le Vernet, Vichy.

DIFFICULTÉ D'URINER. Dysurie.

APPLICATIONS SPÉCIALES : Cauterets, Contrexeville Evian, Moligt, La Preste, Pougues, Saint-Alban, Vals, Vichy.

APPLICATIONS SECONDAIRES: Voyez *Catarrhe de la vessie.*

DIGESTION DIFFICILE. Dyspepsie primitive.

APPLICATIONS SPÉCIALES: Bussang, Cauterets, Château-neuf, Eaux-Bonnes, Forges-sur-Briis, La Malou, Média-gue, Niederbronn, Olette, Orezza, Plombières, Pougues, Royat, Saint-Alban, Saint-Galmier, Sainte-Marie, Saint-Maurice, Saint-Pardoux, Sermaize, Siradan, Soultzmatt, Sylvanès, Vals, Vic-sur-Cère, Vichy.

APPLICATIONS SECONDAIRES : Andabre, Audinac, Alet, Barbazan, Campagne, Casteljaloux, Cauvalat-lèz-le-Vigan, Celles, Chambon, Charbonnières, Château-Gontier, Digne, Gournay, Martigné-Briant, Monestier, Montmirail, Oriol, Provins, Puzzichello, Rançon, Rieumajou, Rouzat, Sail-les-Châteaumorand, Saint-Cristophe, Saint-Honoré, Saint-Remy, Saint-Sauveur, Teissières, Wattwiller.

DIGESTION DIFFICILE CHRONIQUE. Dyspepsie consécutive.

APPLICATIONS SPÉCIALES: Bagnoles, Bourbon l'Archambault, Bourbon-Lancy, La Bourboule, Bussang, Château-neuf, Enghien, Euzet, Evian, La Malou, Lamotte, Média-gue, Néris, Niederbronn, Olette, Orezza, Plombières, Pougues, Saint-Alban, Saint-Galmier, Sainte-Marie, Saint-Maurice, Saint-Nectaire, Saint-Pardoux, Salies, Sermaize, Siradan, Soultzmatt, Sylvanès, Uriage, Vals, Vic-sur-Cère, Vichy.

APPLICATIONS SECONDAIRES : Alet, Andabre, Celles, Chambon. Château-Gontier, Montmirail, Oriol, Rançon, Rieumajou, Rouzat, Royat, Sail-lès-Châteaumorand, Saint-Sauveur, Teissières, Wattwiller.

DOULEURS GOUTTEUSES DES ARTICULATIONS. Arthrite goutteuse.

APPLICATIONS SPÉCIALES : Voyez *Goutte.*

DOULEUR RHUMATISMALE DES ARTICULATIONS. Arthrite rhumatismale.

APPLICATIONS SPÉCIALES : Voyez *Rhumatisme articulaire*.

DOULEURS NERVEUSES DE L'ESTOMAC. Gastralgie douloureuse.

APPLICATIONS SPÉCIALES : Amélie, Bagnères-de-Bigorre, Bains, Bourbon-Lancy, Chaudes-Aïgues, Evian, Foncaude, Moligt, Néris, Olette, Plombières, Pougues, Saint-Alban, Sermaize, Ussat, Vals, Vichy.

APPLICATIONS SECONDAIRES : La Bourboule, Bussang, Cauvalat-lèz-le-Vigan, Châteauneuf, Châtelguyon, Cransac, La Malou, Luxeuil, Préchac, Royat, Sail-les-Châteaumorand, Saint-Cristophe, Saint-Galmier, Sainte-Marie, Saint-Martin, Saint-Sauveur, Teissières, Tercis, Uriage.

DOULEURS RHUMATISMALES DE L'ESTOMAC. Gastrodynie.

APPLICATIONS SPÉCIALES : Voyez *Rhumatisme de la région cardiaque* et *rhumatisme viscéral*.

DOULEURS ET DÉVIATIONS DE LA HANCHE. Coxalgie.

APPLICATIONS SPÉCIALES : Voyez *Affections scrofuleuses*.

DOULEURS RHUMATISMALES DES INTESTINS. Entéralgie rhumatismale.

APPLICATIONS SPÉCIALES : Bagnères-de-Bigorre, Chaudes-Aigues, Foncaude, Luxeuil, Mont-Dore, Néris, Plombières, Saint-Gervais, Saint-Laurent, Uriage, Ussat, Vichy.

APPLICATIONS SECONDAIRES : Voyez *Rhumatisme viscéral*.

DOULEURS OSTÉOCOPES.

APPLICATIONS SPÉCIALES : Voyez *Maladie des os*.

DOULEURS DU RACHIS. Rachialgie.

APPLICATIONS SPÉCIALES : Voyez *Maladies de la moëlle épinière*.

DOULEURS DES REINS. Néphralgie.

APPLICATIONS SPÉCIALES : Voyez *Calculs rénaux* et *inflammation des reins.*

DOULEURS RHUMATISMALES VAGUES.

APPLICATIONS SPÉCIALES : Voyez *Rhumatisme.*

DOULEURS DE LA VESSIE. Cystalgie.

APPLICATIONS SPÉCIALES : Voyez *Catarrhe de la vessie.*

DYSSENTERIE CHRONIQUE.

APPLICATIONS SPÉCIALES : Amélie, Bagnoles, Cransac, Foncaude, Olette, Vichy.

ÉCOULEMENT SANS INFLAMMATION. Blennorrhée.

APPLICATIONS SPÉCIALES : Amélie, Baréges, Cauterets, Luchon, Luxeuil. Voyez *Affections syphilitiques.*

EMBARRAS GASTRIQUE.

APPLICATIONS SPÉCIALES : Voyez *Engorgement des viscères abdominaux.*

EMPHYSÈME DES POUMONS.

APPLICATIONS SPÉCIALES : Voyez *Engorgement des poumons.*

ENFLURE DES JAMBES Œdème.

APPLICATIONS SPÉCIALES : Andabre, Bourbon-l'Archambault, Vals, Vichy. Voyez *Engorgement du foie.*

ENGORGEMENT DES ARTICULATIONS.

APPLICATIONS SPÉCIALES : Voyez *Rhumatisme articulaire* et *tumeurs blanches.*

ENGORGEMENT SQUIRRHEUX DE L'ESTOMAC.

APPLICATIONS SPÉCIALES : Celles, Encausse, Foncaude, Ussat, Vals, Vichy.

ENGORGEMENT DU FOIE.

APPLICATIONS SPÉCIALES : Bagnères-de-Bigorre, Balaruc, Bourbonne, Capvern, Celles, Châtelguyon, Cransac, Jouhe, Médague, Montmirail, Niederbronn, Plombières, Pougues, Rieumajou, Saint-Alban, Saint-Galmier, Saint-Gervais, Sainte-Marie, Sermaize, Vals, Vichy.

ENGORGEMENTS SUITES DE FIÈVRES INTERMITTENTES.   10

APPLICATIONS SPÉCIALES : Bagnères-de-Bigorre, Bourbonne, La Bourboule, Campagne, Cransac, Encausse, Médague, Montmirail, Orezza, Saint-Pardoux, Uriage, Vals, Vichy.

ENGORGEMENT GANGLIONNAIRE

APPLICATIONS SPÉCIALES : Ax, Bains de mer, Bourbon-l'Archambault, Bourbonne, La Bourboule, Challes. Lamotte, Uriage.

ENGORGEMENT GLANDULEUX LYMPHATIQUE.

APPLICATIONS SPÉCIALES : Enghien, Gazost, Lacaune, Lamotte, Luxeuil, Marlioz, Rennes, Le Vernet.

APPLICATIONS SECONDAIRES : Voyez, *affections lymphatiques.*

ENGORGEMENT DES HÉMORROIDES.

APPLICATIONS SPÉCIALES : Bagnères-de-Bigorre, Balaruc, Bourbon-l'Archambault, Bourbonne, Evaux, Niederbronn, Plombières, Puzzichello, Saint-Laurent, Saint-Sauveur, Salies, Uriage, Vals, Vichy.

ENGORGEMENT DES OVAIRES.

APPLICATIONS SPÉCIALES : Bourbonne, Lamotte, Niederbronn, Vichy.

ENGORGEMENT DES POUMONS.

APPLICATIONS SPÉCIALES : Aix-les-Bains, Allevard, Amélie, Bagnols, Baréges, Cauterets, Eaux-Bonnes, Enghien, Lamotte, Luchon, Mont-Dore, Pierrefonds, Le Vernet.

APPLICATIONS SECONDAIRES : Voyez, *catarrhe pulmonaire, phthisie.*

ENGORGEMENT DE LA PROSTATE.

APPLICATIONS SPÉCIALES : Bagnoles; Chaudes-Aigues; Contrexeville, Saint-Laurent, Soultzmatt, Tessières, Vals, Vichy.

APPLICATIONS SECONDAIRES : Voyez, *catarrhe de la vessie,, difficulté d'uriner ou dysurie.*

ENGORGEMENT DE LA RATE.

APPLICATIONS SPÉCIALES : Châtelguyon, Jouhe, Médague, Sainte-Marie, Vichy. Voyez *engorgements suites de fièvres intermittentes.*

ENGORGEMENT SCROFULEUX,

APPLICATIONS SPÉCIALES : Voyez, *affections scrofuleuses.*

ENGORGEMENT SQUIRRHEUX DU SCROTUM. Sarcocelle.

APPLICATIONS SPÉCIALES : Bourbonne, Celles, Lamotte, Vals, Vichy.

ENGORGEMENT SQUIRRHEUX DU SEIN.

APPLICATIONS SPÉCIALES : Bagnères-de-Bigorre, Bains de mer, Bussang, Cauterets, Encausse, Enghien, Foncaude, Luchon, Moligt, Néris, Orezza, Plombières, Saint-Sauveur. Uriage, Ussat, Vichy.

ENGORGEMENT DE L'UTÉRUS.

APPLICATIONS SPÉCIALES : Aix-les-Bains, Ax, Bagnères-de-Bigorre, Bains de mer, Balaruc, Bourbonne, Eaux-Chaudes, Jouhe, Lamotte, Moligt, Niederbronn, Oriol, Plombières, La Preste, Saint-Sauveur, Uriage, Ussat, Vals, Vichy.

ENGORGEMENT DES VISCÈRES ABDOMINAUX.

APPLICATIONS SPÉCIALES : Balaruc, Bourbon-l'Archambault, Cauterets, Châtelguyon, Cransac, Encausse, Evaux Forges-la-Chapelle, Lacaune, Monestier, Montmirail, Ste-Marie, Siradan.

APPLICATIONS SECONDAIRES : Amélie, Andabre, Barbazau, Cambo, Orezza, Saint-Pardoux.

ENTORSES-FOULURES.

APPLICATIONS SPÉCIALES : Amélie, Baréges, Bourbonne, Olette, Saubuse. Voyez *Luxations.*

ERECTION INCOMMODE. Priapisme-Satyriasis.

APPLICATIONS SPÉCIALES : Voyez *Affections nerveuses.*

ÉROSIONS DU COL DE L'UTÉRUS.

APPLICATIONS SPÉCIALES : Bagnères-de-Bigorre, Cauterets, Néris, Ussat. Voyez *Engorgement de l'utérus.*

ÉTOURDISSEMENTS. Vertiges dyspepsiques.

APPLICATIONS SPÉCIALES : Bagnoles, Bourbon-l'Archambault, Bourbon-Lancy, La Bourboule, Bussang, Châteauneuf, Enghien, Euzet, Evian, La Malou, Lamotte, Médague, Néris, Niederbronn, Olette, Orezza, Plombières, Pougues, Saint-Alban, Saint-Galmier, Sainte-Marie, Saint-Maurice, Saint-Nectaire, Saint-Pardoux, Salies, Sermaize, Siradan, Soultzmatt, Sylvanès, Uriage, Vals, Vic-sur-Cère, Vichy.

APPLICATIONS SECONDAIRES : Alet, Andabre, Celles, Chambon, Château-Gontier, Montmirail, Oriol, Rançon, Rieumajou, Rouzat, Royat, Sail-lès-Châteaumorand, Saint-Sauveur, Teissières, Wattwiller.

EXTINCTION DE VOIX. Aphonie.

APPLICATIONS SPÉCIALES : Allevard, Cauterets, Eaux-Bonnes, Enghien, Mont-Dore, Saint-Alban. ⋆

FAUSSE GROSSESSE.

APPLICATIONS SPÉCIALES : Bagnères-de-Bigorre, Bains de mer, Bourbon-Lancy, Cauterets, Eaux-Chaudes, Encausse, Enghien, Forges-sur-Briis, Luxeuil, Néris, Orezza, Plombières, Provins, Saint-Sauveur, Uriage, Ussat.

APPLICATIONS SECONDAIRES : Barbazan, Brides, Capvern, Guillon, Montmirail, Puzzichello, Rançon, Rennes, Saint-Christophe, Saint-Géraud, Sainte-Marie, Saint-Remy, Sentein, Sermaize, Vic-sur-Cère.

FIÈVRES INTERMITTENTES.

APPLICATIONS SPÉCIALES : Amélie, Availles, Balaruc, Bourbonne, La Bourboule, Campagne, Cransac, Encausse, Lacaune, La Malou, Médague, Montmirail, Niederbronn, Plombières, Pougues, Provins, Saint-Maurice, Sermaize, Uriage, Vals, Vichy, Vinça.

FISTULES SCROFULEUSES.

APPLICATIONS SPÉCIALES : Aix-les-Bains, Ax, Bains de mer, Baréges, Bourbon-l'Archambault, Bourbon-Lancy,

Bourbonne, Cauterets, Enghien, Luchon, Olette, Saint-Honoré. Voyez *Eaux chlorurées sodiques.*

FLUEURS BLANCHES. Leucorrhée.

ᴀᴘᴘʟɪᴄᴀᴛɪᴏɴs sᴘᴇ́ᴄɪᴀʟᴇs : Ax, Bains, Bains de mer, Brides, Bussang, Châtelguyon, Eaux-Chaudes, Luchon, Luxeuil, Marlioz, Moligt, Niederbronn, Orezza, Plombières, La Preste, Provins, Rennes, Royat, Saint-Christophe, Saint-Nectaire, Saint-Sauveur, Sentein, Sylvanès, Vichy.

FLUX HÉMORROIDAL EXCESSIF.

ᴀᴘᴘʟɪᴄᴀᴛɪᴏɴs sᴘᴇ́ᴄɪᴀʟᴇs : Audinac, Ax, Bagnères-de-Bigorre, Contrexeville, Cransac, Encausse, Evaux, Plombières, Propriac, Sermaize, Ussat, Vals, Vichy.

FLUX MUQUEUX.

ᴀᴘᴘʟɪᴄᴀᴛɪᴏɴs sᴘᴇ́ᴄɪᴀʟᴇs : Amélie, Cauterets, Cransac, Luxeuil, Sylvanès, La Trollière, Vichy.

FRACTURES (suite de).

ᴀᴘᴘʟɪᴄᴀᴛɪᴏɴs sᴘᴇ́ᴄɪᴀʟᴇs : Amélie, Balaruc, Barèges, Bourbonne, Dax, Guagno, Luchon, Néris, Royat, Saubuse.

FUREUR UTÉRINE. Nymphomanie.

ᴀᴘᴘʟɪᴄᴀᴛɪᴏɴs sᴘᴇ́ᴄɪᴀʟᴇs : Voyez *affections nerveuses.*

FURONCLE COMPLIQUÉ. Anthrax.

ᴀᴘᴘʟɪᴄᴀᴛɪᴏɴs sᴘᴇ́ᴄɪᴀʟᴇs : Ax, Enghien, Luchon, Saint-Alban, Sermaize, Uriage, Vichy.

ᴀᴘᴘʟɪᴄᴀᴛɪᴏɴs sᴇᴄᴏɴᴅᴀɪʀᴇs : Voyez les applications secondaires des *maladies de la peau.*

GANGRÈNE DES OS. Nécroses.

ᴀᴘᴘʟɪᴄᴀᴛɪᴏɴs sᴘᴇ́ᴄɪᴀʟᴇs : Amélie, Ax, Bains de mer, Barèges, Bourbon-l'Archambault, Bourbonne, Eaux-Chaudes, Enghien, Luchon, Moligt, Olette, Saint-Honoré, Saint-Sauveur, Uriage. Voyez *carie des os.*

GOUTTE AIGUE.

ᴀᴘᴘʟɪᴄᴀᴛɪᴏɴs sᴘᴇ́ᴄɪᴀʟᴇs : Bagnères de Bigorre, Bourbon-l'Archambault, Bourbonne, Mont-Dore, Montmirail, Néris, Saint-Galmier, Vals, Vichy.

APPLICATIONS SECONDAIRES : Andabre, Cauterets, Cauvalat-lez-le-Vigan, Challes, Vic-sur-Cère, Vittel.

GOUTTE CHRONIQUE.

APPLICATIONS SPÉCIALES : Aix-les-Bains, Ax, Bagnols, Bains, Balaruc, Bourbon-l'Archambault, Bourbonne, Cauterets, Contrexeville, Luchon, Luxeuil, Mont-Dore, Néris, Saint-Galmier, Vals, Vichy.

APPLICATIONS SECONDAIRES : Andabre, Montmirail, Vic-sur-Cère, Vittel.

GOUTTE SEREINE. Amaurose.

APPLICATIONS SPÉCIALES : Barèges, Niederbronn, les eaux purgatives soit *chlorurées sodiques*, soit *sulfatées sodiques* conviennent surtout prises à l'intérieur. Les eaux *sulfureuses et ferrugineuses* sont employées en douches dans un but d'excitation locale. Voyez, en outre, les indications de la diathèse qui peut affecter le sujet.

GRAVELLE PHOSPHATIQUE.

APPLICATIONS SPÉCIALES : Ax, Contrexeville, Evian, Moligt, Pougues, La Preste, Rieumajou, Saint-Galmier.

APPLICATIONS SECONDAIRES : Andabre, Cauvalat-lez-le-Vigan, Celles, Challes, Chateaugontier, Médague, Montmirail, Sainte-Marie, Sermaize, Siradan, Sylvanés, Vittel.

GRAVELLE URIQUE.

APPLICATIONS SPÉCIALES : Contrexeville, Evian, Moligt, Olette, Pougues, La Preste, Sail-les-Chateaumorand, Saint-Alban, Saint-Maurice, Vals, Vic-sur-Cère, Vichy.

APPLICATIONS SECONDAIRES : Médague, Rieumajou, Saint-Galmier, Sainte-Marie, Siradan.

HÉMORRHAGIES PASSIVES.

APPLICATIONS SPÉCIALES : Availles, Bagnols, Bains, Balaruc, Bourbonne, Chaudes-Aigues, Lamotte, Saint-Laurent, Soultzmatt, Teissières, Vals, Vichy.

HÉMORRHAGIES UTÉRINES. Métrorrhagie

APPLICATIONS SPÉCIALES : Audinac, Ax, Bagnères-de

Bigorre, Contrexeville, Cransac, Encausse, Evaux, Plombières, Propriac, Sermaize, Ussat, Vals, Vichy.

HYDROPISIE DES ARTICULATIONS.

APPLICATIONS SPÉCIALES : Andabre, Bourbon-l'Archambault, Vals, Vichy. Voyez *engorgement du foie.*

HYDROPISIE DES ENVELOPPES DU COEUR. Hydropéricarde.

APPLICATIONS SPÉCIALES : Bourbon-l'Archambault, Cauterets, Chaudes-Aigues, Eaux-Chaudes, Enghien, La Malou, Mont-Dore, Néris, Plombières, Saint-Alban, Saint-Honoré, Saint-Nectaire, Saint-Sauveur, Vichy.

HYDROPISIE DU BAS VENTRE. Ascite.

APPLICATIONS SPÉCIALES : Andabre, Bourhon-l'Archambault, Vals, Vichy. Voyez *Engorgements du foie et des viscères abdominaux.*

HYPOCONDRIE.

APPLICATIONS SPÉCIALES : Bagnères-de-Bigorre, Bains, Balaruc, Bourbon-l'Archambault, Bourbon-Lancy, Bourbonne, Cransac, Encausse, Evaux, Jouhe, Lamotte, Luxeuil, Montmirail, Niedebronn, Plombières, Préchac, Salies, Saubuse, Uriage, Vichy.

HYSTÉRIE.

APPLICATIONS SPÉCIALES : Bagnères-de-Bigorre, Bains de mer, Charbonnières, Eaux-Chaudes, Encausse, Luxeuil, Pietrapola, Plombières, Rennes, Sylvanés, Saint-Sauveur, Ussat. Voyez *affections nerveuses.*

IMPUISSANCE. Anaphrodisie.

APPLICATIONS SPÉCIALES : Bagnères-de-Bigorre, Bains, Bains de mer, Balaruc, Barèges, Bourbon-l'Archambault, Bourbonne, Bussang, Cauterets, Néris, Orezza.

INCONTINENCE D'URINE. Affection asthénique.

APPLICATIONS SPÉCIALES : Aix-les-Bains, Bains de mer, Balaruc, Bourbon-l'Archambault, Bourbonne, Bussang, Cauterets, Néris Orreza. Voyez *atonie.*

INFLAMATION CHRONIQUE DE L'ESTOMAC. Gastrite.

APPLICATIONS SPÉCIALES : Amélie, Bagnères-de-Bigorre, Bains, Bourbon-Lancy, Chaudes-Aigues, Evian, Foncaude, Moligt, Néris, Olette, Plombières, Pougues, Saint-Alban, Sermaize, Ussat, Vals, Vichy.

APPLICATIONS SECONDAIRES : La Bourboule, Bussang, Cauvalat-lez-le-Vigan, Châteauneuf, Chatelguyon, Cransac, La Malou, Luxeuil, Préchac, Royat, Sail-les-Chateaumorand, Saint-Cristophe, Saint-Galmier, Sainte-Marie, Saint-Martin, Saint-Sauveur, Seintein, Tessières, Tercis, Uriage.

INFLAMMATION CHRONIQUE DU FOIE. Hépatite.

APPLICATIONS SPÉCIALES : Voyez, *engorgement du foie.*

INFLAMMATION CHRONIQUE DES HÉMOR-RHOIDES.

APPLICATIONS SPÉCIALES : Voyez, *engorgement des hémorrhoïdes.*

INFLAMMATION CHRONIQUE DES INTESTINS. Entérite.

APPLICATIONS SPÉCIALES : Aix-les-Bains, Colles, Evian, Lacaune, Plombières, Vals, Vichy.

INFLAMMATION CHRONIQUE DU LARYNX. Laryngite.

APPLICATIONS SPÉCIALES : Allevard, Amélie, Cauterets, Eaux-Bonnes, Enghien, Luchon, Marlioz, Mont-Dore, Pierrefonds, Saint-Alban, Saint-Honoré, Saint-Sauveur, Uriage, Le Vernet, Vichy.

INFLAMMATION CHRONIQUE DE LA MOELLE ÉPINIÈRE. Miélite.

APPICATIONS SPÉCIALES : Voyez *maladies de la moëlle épinière.*

INFLAMMATION CHRONIQUE DES OVAIRES. Ovarite.

APPLICATIONS SPÉCIALES : Voyez *engorgement des ovaires.*

INFLAMMATION CHRONIQUE DE LA PROSTATE.
Prostatite,

APPLICATIONS SPÉCIALES : Voyez *engorgement de la prostate*.

INFLAMMATION CHRONIQUE DE LA RATE.
Splénite.

APPLICATIONS SPÉCIALES : Voyez. *engorgement de la rate*.

INFLAMMATION CHRONIQUE DES REINS.
Néphrite.

APPLICATIONS SPÉCIALES : Audinac, Cauterets, Moligt, Olette, Pougues, La Preste, Saint-Alban, La Trollière, Vals, Vichy. Voyez *douleurs des reins*.

INFLAMMATION CHRONIQUE DE L'URÉTHE.
Uréthrite.

APPLICATIONS SPÉCIALES : Amélie, Barèges, Cauterets, Luxeuil. Voyez *affections des voies urinaires*

INFLAMMATION CHRONIQUE DE L'UTÉRUS
Métrite.

APPLICATIONS SPÉCIALES : Aix-les-Bains. Ax, Bagnères-de-Bigorre, Bains de mer, Balaruc, Bourbonne, Eaux-Chaudes, Jouhe. Lamotte, Moligt, Niederbronn, Oriol, Plombières, La Preste, Saint-Sauveur, Uriage, Ussat, Vals, Vichy.

APPLICATIONS SECONDAIRES : Casteljaloux, Cauterets, Charbonnières, Forges-sur-Briis, Marlioz, Royat, Wattwiller. Voyez *affections utérines, et catarrhe utérin*.

INFLAMMATION CHRONIQUE DE LA VESSIE.
Cystite.

APPLICATIONS SPÉCIALES : Voyez *catarrhe de la vessie*.

JAUNISSE. Ictère.

APPLICATIONS SPÉCIALES : Bains, Tercis, Vichy. Voyez *engorgement du foie*.

LUXATIONS.

APPLICATIONS SPÉCIALES : Amélie, Barèges, Bourbonne, Dax, Guagno, Néris, Olette. Royat, Voyéz *blessures*.

MALADIES DU COEUR (de nature rhumatismale).

APPLICATIONS SPÉCIALES : Bourbon-l'Archambault, Cauterets, Chaudesaigues, Eaux-Chaudes, Enghien, Lamalou. Mont-Dore, Néris, Plombières, Saint-Alban, Saint-Honoré, Saint-Nectaire, Saint-Sauveur, Vichy.

MALADIES DE LA MOELLE ÉPINIÈRE.

APPLICATIONS SPÉCIALES : Bains de mer, Balaruc, Baréges, Bourbon-l'Archambault, Bourbon-Lancy, Bourbonne, Lamotte, Luxeuil, Moligt, Mont-Dore, Néris, Olette, Plombières, Saint-Sauveur, Uriage.

MALADIES DES OS.

APPLICATIONS SPÉCIALES : Amélie, Ax, Bagnols, Bains de mer, Baréges, Bourbon-l'Archambault, Bourbonne, La Bourboule, Eaux-Chaudes, Enghien, Luchon, Moligt, Olette, Pietrapola, Saint-Sauveur, Uriage, Le Vernet. Voyez : *Carie des os*, et *gangrène des os.*

MALADIES DE LA PEAU. Dermatoses.

APPLICATIONS SPÉCIALES : Aix-les-Bains, Allevard, Amélie, Ax, Bagnoles, Bagnols, Bains, Bains de mer, Barbotan, Baréges, Bourbon-l'Archambault, Bourbon-Lancy, Bourbonne, Cauterets, Eaux-Chaudes, Enghien, Foncaude, Gréoulx, Lamotte, Luchon, Moligt, Néris, Niederbronn, Olette, Pietrapola, Plombières, La Preste, Puzzichello, Saint-Alban, Saint-Gervais, Saint-Honoré, Saint-Sauveur, Salies, Uriage, Ussat, Le Vernet, Vichy.

APPLICATIONS SECONDAIRES : Bagnères-de-Bigorre, Barbazan, Brides, Cambo, Cauvalat-lèz-le-Vigan, Challes, Digne, Encausse, Fonsanche, Gazost, Guano, Guillon, Jouhe, Lacaune, Marlioz, Monestier, Montmirail, Préchac, Propiac, Sail-les-Châteaumorand, Saint-Galmier, Saint-Nectaire, Tercis, La Trollière, Vinça.

MALADIES VÉNÉRIENNES. Vérole-syphilis.

APPLICATIONS SPÉCIALES : Voyez affections syphilitiques et diathèse syphilitique.

MALADIES DES VOIES URINAIRES.

APPLICATIONS SPÉCIALES. Voyez : *Affections des voies
urinaires, Albuminerie, Calculs rénaux, Catarrhe
de la vessie, diabète, difficulté d'uriner, douleurs
de la vessie, gravelle, incontinence d'urine. inflammation de l'urèthre. inflammation de la prostate,
inflammation de la vessie, pissement de sang*, et
retention d'urine.

MANQUE D'APPÉTIT. Anorexie.

APPLICATIONS SPÉCIALES : Bagnoles, Bourbon-l'Ar-
chambault, Bourbon-Lancy, La Bourboule, Bussang,
Châteauneuf, Enghien, Euzet, Evian, La Malou,
Lamotte, Médague, Néris, Niederbronn, Olette, Orez-
za, Plombières, Pougues, Saint-Alban, Saint-Galmier,
Sainte-Marie, Saint-Maurice, Saint-Nectaire, Saint-
Pardoux, Salies, Sermaize, Siradan, Soultzmatt,
Sylvanés, Uriage, Vals, Vic-sur-Cère, Vichy,

APPLICATIONS SECONDAIRES : Alet, Andabre, Celles,
Chambon, Château-Gontier, Montmirail, Oriol, Rançon, Rieumajou, Rouzat, Royat, Sail-les-Châteaumorand, Sainte-Marie, Saint-Sauveur, Teissières, Wattwiller.

MÉLANCOLIE.

APPLICATIONS SPÉCIALES. Voyez : *Hypocondrie et
affections nerveuses.*

MIGRAINE CHRONIQUE. Hémicranie.

APPLICATIONS SPÉCIALES : Voyez *Engorgement du foie
et engorgement des viscères abdominaux.*

NÉVRALGIES.

APPLICATIONS SPÉCIALES : Bagnères-de-Bigorre, Bains,
Bourbon-Lancy, Chambon, Chaudes-Aigues, Cransac,
Foncaude, Gréoulx, Guillon, La Malou, Luxeuil, Néris,

Plombières, Préchac, Rennes, Saint-Laurent, Saint-Nectaire, Saint-Sauveur, Ussat.

NÉVRALGIES RHUMATISMALES.

APPLICATIONS SPÉCIALES : Bourbon-Lancy, Préchac, Rennes, Saint-Laurent, Saint-Nectaire, Saint-Sauveur, Ussat. Voyez *Rhumatisme nerveux.*

NÉVRALGIES SCIATIQUES.

APPLICATIONS SPÉCIALES : Chaudes-Aigues, Foncaude, Guagno, Lamotte, Luxeuil, Néris, Saint-Nectaire, Ussat.

NÉVRALGIES DE L'UTÉRUS.

APPLICATIONS SPÉCIALES : Pietrapola, Saint-Nectaire, Saint-Sauveur, Ussat. Voyez *Affections utérines.*

NÉVROSES.

APPLICATIONS SPÉCIALES : Aix en Provence, Cauterets, Châteauneuf, Enghien, Luchon, Luxeuil, Néris, Olette, Pietrapola, La Preste, Sylvanès, Ussat. Voyez *Danse de Saint-Guy, douleurs des intestins, douleurs nerveuses de l'estomac, hypocondrie* et *hystérie.*

OBÉSITÉ. Polysarcie.

APPLICATIONS SPÉCIALES : Bagnols, Chaudes-Aigues, Evaux, Montmirail, Plombières, Saint-Laurent, Sermaize, Soultzmatt, Teissières, Vals, Vichy.

OPHTHALMIES CHRONIQUES.

APPLICATIONS SPÉCIALES : Aix-les-Bains, Bagnols, Bains, Balaruc, Baréges, Bourbon-l'Archambault, Challes, Eaux-Chaudes, Jouhe, Lamotte, Marlioz, Moligt, Niederbronn, Olette, Préchac, Saubuse, Le Vernet. Voyez *Diathèses.*

OPHTHALMIE DARTREUSE.

APPLICATIONS SPÉCIALES : Voyez *Affections dartreuses, diathèse herpétique.*

OPHTHALMIE SCROFULEUSE.

APPLICATIONS SPÉCIALES : Voyez *Affections scrofuleuses* et *diathèse scrofuleuse.*

OPHTHALMIE SYPHILITIQUE.

APPLICATIONS SPÉCIALES : Voyez *Affections syphiliti-ques* et *diathèse syphilitique.*

OPPRESSION CARDIAQUE.

APPLICATIONS SPÉCIALES : Voyez *Maladies du cœur.*

PALES COULEURS. Chlorose.

APPLICATIONS SPÉCIALES : Aix-les-Bains, Amélie, Anda-bre, Ax, Bains de mer, Baréges, Bourbon-Lancy, Cam-bo, Campagne, Cauterets, Charbonnières, Château-Gon-tier, Cransac, Eaux-Bonnes, Eaux-Chaudes, Enghien, Forges ou La Chapelle, Forges-sur-Briis, Gréoulx, La-caune, La Malou, Luchon, Luxeuil, Moligt, Orezza, Oriol, Pougues, La Preste, Rennes, Saint-Pardoux, Saint-Sauveur, Salies, Sylvanés, Uriage, Vals, Le Vernet, Vi-chy.

APPLICATIONS SECONDAIRES : Alet, Audinac, Bains, Bri-des, Casteljaloux, Celles, Chambon, Châtelguyon, Gournay, Jouhe, Marlioz, Martigné-Briant, Médague, Provins, Rançon, Rouzat, Royat, Saint-Christophe, Saint-Géraud, Saint-Honoré, Sainte-Marie, Saint-Martin, Saint-Maurice, Seintein, Sermaize, Siradan, Tercis, Tei-sières, Vic-sur-Cère, Vinça, Wattwiller.

PALPITATIONS DE COEUR.

APPLICATIONS SPÉCIALES : Voyez *Maladies du cœur.*

PARALYSIE. Hémiplégie.

APPLICATIONS SPÉCIALES : Balaruc, Barbotan, Bourbon-l'Archambault, Bourbon-Lancy, Bourbonne, Cransac, Lamotte, Luxeuil, Mont-Dore, Néris, Niederbronn.

APPLICATIONS SECONDAIRES : Châtelguyon, Evaux, Ren-nes, Royat, Saint-Amand, Salies.

PARALYSIE FACIALE.

APPLICATIONS SPÉCIALES : Aix-les-Bains, Balaruc, Ba-réges, Luchon, Néris, Niederbronn.

PARALYSIE DE LA VESSIE.

APPLICATIONS SPÉCIALES : Bagnols, Bourbon-l'Archam-bault, Bourbon-Lancy, Bourbonne, Chaudes-Aigues, Lamotte, Luxeuil, Plombières, Salies, Uriage, Vals, Vichy.

PARAPLÉGIE. Paralysie spinale.

APPLICATIONS SPÉCIALES : Aix-les-Bains, Balaruc, Baréges, Barbotan, Bourbon-l'Archambault, Bourbon-Lancy, Cauterets, Lamotte, Luxeuil, Moligt, Olette, Saint-Sauveur, Uriage, Vichy.

APPLICATIONS SECONDAIRES : Bagnols, Chaudes-Aigues, Mont-Dore, Plombières, Salies.

PARAPLÉGIE CHLOROTIQUE.

APPLICATIONS SPÉCIALES : Bains de mer, Balaruc, Bourbon-Lancy, Cransac, Luxeuil, Uriage, Vichy.

APPLICATIONS SECONDAIRES : Mont-Dore, Royat, Saint-Honoré, Saint-Sauveur, Salies, Vinça.

PARAPLÉGIE PAR SUITE DE COUCHES.

APPLICATIONS SPÉCIALES : Aix-les-Bains, Bains de mer, Balaruc, Baréges, Bourbon-l'Archambault, Bourbon-Lancy, Bourbonne, Cauterets, Chaudes-Aigues, Lamotte, Luchon, Luxeuil, Moligt, Néris, Olette, Plombières, Vichy.

APPLICATIONS SECONDAIRES : Bagnols, Châtelguyon, Mont-Dore, Royat, Saint-Sauveur, Salies, Uriage.

PARAPLÉGIE DES ENFANTS.

APPLICATIONS SPÉCIALES : Bains de mer, Balaruc, Bourbon-l'Archambault, Bourbon-Lancy, Cauterets, Châtelguyon, Lamotte, Luxeuil, Moligt, Uriage.

APPLICATIONS SECONDAIRES : Aix-les-Bains, Bagnols, Olette, Royat, Saint-Sauveur, Salies.

PARAPLÉGIE PAR ÉPUISEMENT.

APPLICATIONS SPÉCIALES : Aix-les-Bains, Bains de mer, Balaruc, Barèges, Bourbon-l'Archambault, Bourbon-Lancy, Cauterets, Chatelguyon, Lamotte, Luxeuil, Moligt, Olette, Plombières, Royat, Saint-Sauveur, Salies, Uriage, Vichy.

PARAPLÉGIE PAR SUITE DE FIÈVRES GRAVES.

APPLICATIONS SPÉCIALES : Bagnoles, Bains de mer,

Balaruc, Barèges, Bourbon-l'Archambault, Bourbon-Lancy, Bourbonne, Chatelguyon, Lamotte, Luxeuil, Mont-Dore, Plombières, Uriage, Vichy.

APPLICATIONS SECONDAIRES : Cransac, Evaux, Moligt, Olette, Royat, Salies.

PARAPLÉGIE HYSTÉRIQUE.

APPLICATIONS SPÉCIALES : Bains, Barèges, Bourbon-Lancy, Cauterets, Luxeuil, Mont-Dore, Moligt, Néris, Olette, Plombières, Préchac, Rennes, Saint-Sauveur, Uriage.

APPLICATIONS SECONDAIRES : Evaux, La Malou, Pietra-pola, Royat, Saint-Laurent, Salies.

PARAPLÉGIE PAR INTOXICATION MÉTALLIQUE.

APPLICATIONS SPÉCIALES : Aix-les-Bains, Amélie, Ax, Bagnoles, Balaruc, Barèges, Bourbon-l'Archambault, Bourbon-Lancy, Bourbonne, Cauterets, Challes, Eaux-Chaudes, Gazost, Lamotte, Luchon, Luxeuil, Marlioz, Moligt, Olette, Saint-Honoré, Saint-Sauveur, Le Vernet.

PARAPLÉGIE PAR LÉSION DE LA MOELLE ÉPINIÈRE.

APPLICATIONS SPÉCIALES : Bagnères-de-Bigorre, Bains de mer, Balaruc, Bourbon-l'Archambault, Bourbon-Lancy, Bourbonne, Contrexeville, Cransac, Evaux, Lamotte, Luxeuil, Montmirail, Plombières, Propiac, Royat, Sainte-Marie, Salies, Sermaize, Uriage.

PARAPLÉGIE NERVEUSE.

APPLICATIONS SPÉCIALES : Bourbon-Lancy, Cransac, Evaux, La Malou, Luxeuil, Mont-Dore, Néris, Pietra-pola, Plombières, Préchac, Rennes, Royat, Saint-Amand, Saint-Sauveur, Uriage.

PARAPLÉGIE RHUMATISMALE.

APPLIEATIONS SPÉCIALES : Aix-les-Bains, Bains de mer, Balaruc, Barbotan, Bourbon-l'Archambault, Bourbon-Lancy, Bourbonne, Châtelguyon, Chaudes-Aigues, Lamotte, Luxeuil, Mont-Dore, Nérs, Niederbronn, Plombières, Préchac, Rennes, Salies, Uriage, Vichy.

APPLICATIONS SECONDAIRES : Cransac, Evaux, Royat, Saint-Amand, Saint-Honoré, Saint-Laurent, Saint-Sauveur, Vinça.

PARAPLÉGIE SYPHILITIQUE

APPLICATIONS SPÉCIALES : Allevard, Bagnoles, Balaruc, Barèges, Bourbonne, Lamotte, Luchon, Luxeuil, Olette, Plombières, Saint-Honoré, Salies, Uriage, Vichy, Vinça.

PARAPLÉGIE PAR EXCÈS VÉNÉRIENS.

APPLICATIONS SPÉCIALES : Bourbon-Lancy, Luxeuil, Néris, Plombières, Salies, Vichy.

PARAPLÉGIE DES VIEILLARDS.

APPLICATIONS SPÉCIALES : Bagnoles, Bains de mer, Bourbon-l'Archambault, Bourbon-Lancy, Bourbonne, Châtelguyon, Luchon, Luxeuil, Mont-Dore, Plombières, Salies, Uriage.

PERTES SÉMINALES. Spermatorrhée.

APPLICATIONS SPÉCIALES : Voyez *affections nerveuses et névroses.*

PHTHISIE ANÉMIQUE.

APPLICATIONS SPÉCIALES: Aix-les-Bains, Allevard, Amélie, Bagnols, Bains de mer, Cauterets, Eaux-Bonnes, Enghien, Lamotte, Luchon, Mont-Dore, Pierrefonds, Saint-Honoré, Le Vernet.

PHTHISIE ATONIQUE.

APPLICATIONS SPÉCIALES : Aix-les-Bains, Allevard, Amélie, Bagnols, Bains de mer, Cauterets, Eaux-Bonnes, Enghien, Lamotte, Luchon, Mont-Dore, Pierrefonds, Sai t-Honoré, Saint-Sauveur, Le Vernet.

PHTHISIE LARYNGÉE.

APPLICATIONS SPÉCIALES : Cauterets, Eaux-Bonnes, Euzet, Luchon, Marlioz, Mont-Dore, Pierrefonds, Saint-Alban, Sa'nt-Honoré, Saint-Sauveur, Le Vernet, Vichy.

PHTHISIE LYMPHATIQUE.

APPLICATIONS SPÉCIALES : Aix-les-Bains, Allevard, Amélie, Bagnols, Bains de mer, Barèges, Cauterets, Cauvalat-lèz-le-Vigan, Eaux-Bonnes, Enghien, Euzet, Lamotte,

Luchon, Marlioz, Pierrefonds, Saint-Honoré, Saint-Sauveur, Le Vernet.

PHTHISIE SCROFULEUSE.

APPLICATIONS SPÉCIALES : Aix-les-Bains, Allevard, Amélie, Bagnols, Bains de mer, Barèges, Cauterets, Cauvalatlèz-le-Vigan, Eaux-Bonnes, Enghien, Euzet, Lamotte, Luchon, Marlioz, Pierrefonds, Saint-Honoré, Saint-Sauveur, Le Vernet.

PHTHISIE TUBERCULEUSE.

APPLICATIONS SPÉCIALES : Aix-les-Bains, Allevard, Amélie, Barèges, Cauterets, Enghien, Lamotte, Luchon, Mont-Dore, Pierrefonds, Saint-Honoré, Saint-Sauveur, Le Vernet.

Voyez *diathèse tuberculeuse.*

PISSEMENT DE SANG. Hématurie lente.

APPLICATIONS SPÉCIALES : Aix-en-Provence, Alet, Bagnoles, Chaudes-Aigues, Foncaude, Néris, Soultzmatt, Ussat, Vals, Vichy.

PITYRIASIS. Dartre Eczémateuse.

APPLICATIONS SPÉCIALES : Aix-les-Bains, Barèges, Luchon, Uriage. Voyez *affections dartreuses et démangeaison dartreuse ou eczéma.*

PLAIES.

APPLICATIONS SPÉCIALES : Aix-en-Provence, Aix-les-Bains, Amélie, Bains, Barèges, Bourbon-l'Archambault, Bourbonne, Chaudes-Aigues, Eaux-Bonnes, Enghien, Gréoulx, Guano, Luchon, Luxeuil, Moligt, Monestier, Saint-Laurent, Salies, Uriage, Le Vernet. Voyez *blessures et ulcères.*

PLÉTHORE ABDOMINALE.

APPLICATIONS SPÉCIALES : Balaruc, Bourbon-l'Archambault, Bourbon-Lancy, Bourbonne, Lamotte, Niederbronn, Vals, Vichy.

PRURIGO. Maladies de la peau.

APPLICATIONS SPÉCIALES : Aix-les-Bains, Ax, Luchon,

Néris, Saint-Sauveur, Uriage, Vichy. Voyez *maladies de la peau*.

PSORIASIS. Affection dartreuse.

APPLICATIONS SPÉCIALES : Aix-les-Bains, Ax, Barèges, Bourbonne, Cauterets, Enghien, Gréoulx, Luchon, Uriage. Voyez *affections dartreuses*.

PUSTULES CROUTEUSES. Impétigo.

APPLICATIONS SPÉCIALES : Aix-les-Bains, Ax, Barèges, Bourbonne, Enghien, Luchon, Olette, Saint-Alban. Voyez *maladies de la peau*.

RACHITISME.

APPLICATIONS SPÉCIALES : Bains de mer, Balaruc, Bourbonne, Châteaugontier, Lacaune, Saint-Maurice, Uriage. Voyez *affections scrofuleuses*.

RÈGLES DIFFICILES. Dysménorrhée.

APPLICATIONS SPÉCIALES : Bagnères-de-Bigorre, Bains de mer, Bourbon-Lancy, Cauterets, Encausse, Enghien, La Malou, Luchon, Luxeuil, Néris, Orezza, Saint-Sauveur, Siradan, Uriage, Ussat, Le Vernet, Vic-sur-Cère.

RÈGLES SUPPRIMÉES. Aménorrhée.

APPLICATIONS SPÉCIALES : Bagnères-de-Bigorre, Bains de mer, Barbazan, Bourbon-Lancy, Brides, Capvern, Cauterets, Eaux-Chaudes, Encausse, Enghien, Forges-sur-Briis, Guillon, La Malou, Luchon, Luxeuil, Montmirail, Néris, Orezza, Plombières, Provins, Puzzichello, Rançon, Rennes, Saint-Cristophe, Saint-Géraud, Sainte-Marie, Saint-Remy, Saint-Sauveur, Sentein, Sermaize, Siradan, Uriage, Ussat, Vic-sur-Cère.

RÈGLES TROP ABONDANTES. Ménorrhagie.

APPLICATIONS SPÉCIALES : Audinac, Ax, Bagnères-de-Bigorre, Contrexeville, Cransac, Encausse, Evaux, Plombières, Propiac, Sermaize, Ussat, Vals, Vichy.

RÉTENTION D'URINE. Ischurie.

APPLICATIONS SPÉCIALES : Cauterets, Contrexeville, Evian, Moligt, La Preste, Pougues, Saint-Alban, Vals,

Vichy. Voyez *catarrhe de la vessie et engorgement de la prostate*.

RIGIDITÉS MUSCULAIRES.

APPLICATIONS SPÉCIALES : Voyez *Crampes musculaires*,

RHUMATISME.

APPLICATIONS SPÉCIALES : Aix-les-Bains, Ax, Bains, Bains de mer, Barbotan, Balaruc, Barèges, Bourbon-Lancy, La Bourboule, Cauterets, Châteauneuf, Dax, Eaux-Chaudes, Enghien, Evaux, Gréoulx, Guagno, Lamotte, Luchon, Mont-Dore, Néris, Niederbronn, Olette, Pietrapola, Plombières, La Preste, Saint-Amand, Saint-Gervais, Saint-Laurent, Saint-Sauveur, Salies, Uriage, Vichy.

APPLICATIONS SECONDAIRES : Amélie, Capvern, Cauvalat-lèz-le-Vigan, Cransac, Digne, Montmirail, Propiac, Rouzat, Royat, Sail-les-Châteaumorand, Saint-Honoré, Vinça.

RHUMATISME ARTICULAIRE.

APPLICATIONS SPÉCIALES : Aix-les-Bains. Ax, Barbotan, Bagnols, Balaruc, Barèges, Bourbon-l'Archambault, Bourbon-Lancy, Bourbonne, Châtelguyon, Chaudes-Aïgues, Dax, Evaux, Lamotte, Luchon, Luxeuil, Mont-Dore, Plombières, Saint-Amand, Saubuse, Uriage, Vichy.

APPLICATIONS SECONDAIRES : Gazost. Gréoulx, Moligt, Monestier, Royat, Sail-les-Châteaumorand, Saint-Nectaire, Salies, Tercis, Le Vernet, Vinça.

RHUMATISME ATONIQUE.

APPLICATIONS SPÉCIALES : Aix-les-Bains, Bagnères-de-Bigorre, Barbotan, Bains, Bains de mer, Barèges, Bourbon-l'Archambault, Bourbonne, Cauterets, Luchon, Sail-les-Châteaumorand, Saint-Amand, Saint-Nectaire, Salies, Vichy.

RHUMATISME DE LA RÉGION CARDIAQUE.

APPLICATIONS SPÉCIALES : Voyez *maladies du cœur*.

RHUMATISME CHRONIQUE.

APPLICATIONS SPÉCIALES : Aix-les-Bains, Bains-de-mer, Balaruc, Barbotan, Bourbon-l'Archambault, Bourbon-Lancy, Bourbonne, Dax, Evaux, Luchon, Mont-Dore, Pougues, Rennes, Saint-Alban, Saint-Amand, Saint-Laurent, Saint-Nectaire, Salies, Uriage, Vals, Le Vernet, Vichy,

APPLICATIONS SECONDAIRES : Moligt, Monestier, Préchac, Sail-les-Châteaumorand, Saubuse, Tercis, Vinça.

RHUMATISME GOUTTEUX.

APPLICATIONS SPÉCIALES : Ax, Bagnères-de-Bigorre, Bagnols, Bains, Balaruc, Barbotan, Bourbon-l'Archambault, Bourbonne, Cauterets, Luchon, Luxeuil, Montmirail, Néris, Royat, Sail-les-Châteaumorand, Saint-Nectaire, Uriage, Vals, Vichy.

APPLICATIONS SECONDAIRES : Aix-les-Bains, Cauvalat-lèz-le-Vigan, Celles, Mont-Dore, Le Vernet.

RHUMATISME MUSCULAIRE.

APPLICATIONS SPÉCIALES : Balaruc, Barbotan, Bourbon-l'Archambault, Bourbonne, Châteauneuf, Chaudes-Aïgues, Dax, Lamotte, Luchon, Luxeuil, Mont-Dore, Plombières, Saint-Amand, Salies, Uriage, Vichy.

APPLICATIONS SECONDAIRES : Aix-les-Bains, Amélie, Ax, Evaux, Gréoulx, Royat, Sail-les-Châteaumorand, Saint-Nectaire, Le Vernet.

RHUMATISME NERVEUX.

APPLICATIONS SPÉCIALES : Aix-en-Provence, Ax, Bagnères-de-Bigorre, Bagnols, Bains, Bourbon-Lancy, Châteauneuf, Eaux-Chaudes, Enghien, Evaux, Gréoulx, La Malou, Lamotte, Luchon, Luxeuil, Néris, Olette, Plombières, Saint-Gervais, Saint-Laurent, Saint-Sauveur, Vichy.

APPLICATIONS SECONDAIRES : Cransac, Euzet, Foncaude, Fonsanche, Guagno, Pietrapola, Royat, Sail-les-Châteaumorand, Saint-Nectaire, Uriage, Ussat.

RHUMATISME DES REINS. Lumbago chronique.

Applications spéciales : Voyez *Rhumatisme chronique*.

RHUMATISME VISCÉRAL.

Applications spéciales : Aix-en-Provence, Bagnols, Barbotan, Bourbon-Lancy, Cransac, Foncaude, La Malou, Luchon, Néris, Royat, Sail-les-Châteaumorand, Saint-Galmier, Saint-Gervais, Saint-Laurent, Saint-Nectaire, Salies, Uriage, Vichy.

Applications secondaires : Bagnères-de-Bigorre, Evaux, Montmirail, Saint-Honoré, Sermaize, Vinça.

SCORBUT.

Applications spéciales : Voyez *Affections scorbutiques*.

SCROFULES.

Applicatioas spéciales : Voyez *Affections scrofuleuses*.

SUITES DE COUCHES. Fausse couche et autres.

Applications spéciales : Cauterets, Forges-sur-Briis, Luchon, Luxeuil, Mont-Dore, Néris, Plombières, Saint-Sauveur, Ussat, Vichy.

SUPPRESSION DU FLUX HÉMORROIDAL.

Applications spéciales : Bagnères-de-Bigorre, Bains de mer, Bourbon-Lancy, Cauterets, Eaux-Chaudes, Encausse, Enghien, Forges-sur-Briis, La Malou, Luxeuil, Néris, Orezza, Plombières, Provins, Saint-Sauveur, Salies, Uriage, Ussat, Vichy.

SYPHILIS. Vérole.

Applications spéciales : Voyez *Affections syphilitiques* et *diathèses syphilitiques*.

TACHES CUIVRÉES. Syphilides.

Applications spéciales : Voyez *Affections syphilitiques*.

TACHES ROUGES. Purpura.

Applications spéciales : Voyez *Acné et maladies de la peau*.

TEIGNE. Porrigo-Favus.   11*

APPLICATIONS SPÉCIALES : Bains de mer, *Eaux chlorurées sodiques* et *sulfurées sodiques*.

TOUX OPINIATRE.

APPLICATIONS SPÉCIALES : Voyez *Bronchite chronique* et *catarrhe des bronches*.

TREMBLEMENT DES MEMBRES.

APPLICATIONS SPÉCALES : Bourbon-L'Archambault, Néris, Piétrapola, Ussat.

TUMEURS BLANCHES. Hypérostose.

APPLICATIONS SPÉCIALES : Ax, Bagnols, Bains de mer, Balaruc, Barbotan, Baréges, Bourbon-l'Archambault, Bourbonne, Châtelguyon, Enghien, Lamotte, Luchon, Luxeüil, Niederbronn, Rennes, Saint-Amand, Salies, Uriage.

TUMEURS GANGLIONNAIRES.

APPLICATIONS SPÉCIALES : Ax, Bains de mer, Bourbon-l'Archambault, Bourbonne, La Bourboule, Challes, Lamotte, Luchon, Uriage.

TUMEURS GOUTTEUSES.

APPLICATIONS SPÉCIALES : Voyez *Goutte*.

TUMEURS LYMPHATIQUES.

APPLICATIONS SPÉCIALES : Voyez *Affections lymphatiques*.

TUMEURS OVARIQUES.

APPLICATIONS SPÉCIALES : Bourbonne, Celles, Lamotté. Vals, Vichy.

TUMEURS SCROFULEUSES.

APPLICATIONS SPÉCIALES : Voyez *affections scrofuleuses* et *diathèse scrofuleuse*.

TUMEURS UTÉRINES.

APPLICATIONS SPÉCIALES : Bourbonne, Celles, Lamotte, Vals, Vichy. Voyez *Engorgement de l'utérus*.

ULCÈRES.

APPLICATIONS SPÉCIALES : Aix-en-Provence, Aix-les-Bains, Amélie, Ax, Bains de mer, Balaruc, Barèges,

Bourbon-l'Archambault. Bourbon-Lancy, Bourbonne, Cambo, Cauterets, Challes, Enghien, Evaux, Gréoulx, Luchon, Luxeuil, Marlioz, Moligt, Olette, Puzichello, Salies, Tercis, Uriage, Le Vernet.

ULCÈRES CANCÉREUX.

Applications spéciales : Celles, Encausse, Foncaude, Ussat, Vichy.

ULCÈRES SCORBUTIQUES.

Applications spéciales : Voyez *affections scorbutiques* et *diathèses scorbutiques.*

ULCÈRES SCROFULEUX.

Applications spéciales : Voyez *affections scrofuleuses* et *diathèses scrofuleuses.*

ULCÈRES DE L'UTÉRUS.

Applications spéciales : Voyez *affections utérines* et *engorgement de l'utérus.*

ULCÈRES OU CHANCRES VÉNÉRIENS.

Applications spéciales : Voyez *affections syphilitiques* et *diathèse syphilitique.*

VUE FAIBLE.

Applications spéciales : Barèges, Niederbronn. Les eaux purgatives soit *chlorurées sodiques,* soit *sulfatées sodiques* conviennent surtout prises à l'intérieur. Les eaux *sulfureuses* et *ferrugineuses* sont employées en lotions et en douches dans un but d'excitation locale.

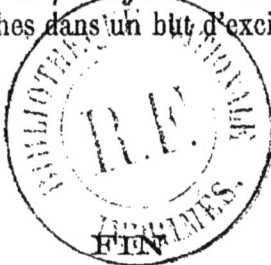

FIN

TABLE DES MATIÈRES

—

Toulouse, typ. Orphelins, JULIEN, r. Rempart St-Etienne, 30.

OUVRAGES DU MÊME AUTEUR

LA MÉDECINE NATURELLE. Connaissances des propriétés spécifiques des plantes les plus souveraines pour le maintien et le rétablissement de la santé, leurs diverses préparations, les doses et l'indication des plantes dont on peut faire usage dans tous les cas d'indisposition ou de maladies. Quatrième édition, 1 volume in-12°, Prix...................... 5 fr.

HYGIÈNE ALIMENTAIRE. Traité des aliments, leurs qualités, leurs effets et le choix que l'on doit en faire selon l'âge, le tempérament, la profession, la saison et l'état de convalescence; complété par l'indication des procédés les plus nouveaux pour la conservation des substances alimentaires. Huitième édition, 1 volume in-12°, Prix...................... 5 fr.

TRAITÉ DE LA CAUSE DES MALADIES NERVEUSES. Connaissance de l'influence de l'électricité atmosphérique sur le système nerveux. Quatrième édition, 1 volume in-12°, Prix...................... 5 fr.

TRAITÉ PRATIQUE DE MAGNÉTISME HUMAIN. Résumé de tous les principes et procédés du magnétisme pour rétablir et développer les fonctions physiques et les facultés intellectuelles, dans l'état de maladie récent ou chronique. Deuxième édition, 1 volume in-12°, Prix.............................. 5 fr.

LES HALLUCINATIONS SPIRITES, LES LOIS DE DIEU ET LA SCIENCE MODERNE. Connaissance de la cause qui produit les effets naturels et magnétiques du spiritisme, depuis l'antiquité jusqu'à nos jours. Deuxième édition, 1 volume in-12°, Prix................ 5 fr.

NOUVEAU TRAITÉ DE PHYSIOGNOMONIE. Art de connaître et de juger les mœurs et les caractères d'après la physionomie. Troisième édition, 1 vol. in-12°, Prix 5 fr.